Die Behandlung der Haut- und Geschlechtskrankheiten

Die Behandlung der Haut- und Geschlechtskrankheiten

(Abdruck aus der Therapie
an den Bonner Kliniken, zweite Auflage)

Von

Professor Dr. Erich Hoffmann
Direktor der Universitätshautklinik in Bonn

Bonn 1917
A. Marcus & E. Webers Verlag,
Dr. jur. Albert Ahn

Druck
der Spamerschen
Buchdruckerei in Leipzig.

Seinem hochverehrten Vorgänger
dem Begründer der Bonner Hautklinik
Herrn Geheimen Medizinalrat

Professor Dr. Joseph Doutrelepont

zugeeignet

Vorwort.

Kaum auf einem Gebiete der Medizin sind im Laufe der letzten Jahre so viele wichtige Fortschritte, besonders in den Behandlungsmethoden, gemacht worden als auf dem der Haut- und Geschlechtskrankheiten. Wie die Einführung der Licht- und Röntgenstrahlen die Therapie der Hautkrankheiten wesentlich gefördert und neue Möglichkeiten eröffnet hat, so ist durch die Entdeckung des Salvarsans die Behandlung der Syphilis völlig umgestaltet und die arbortive Heilung dieser chronischen Krankheit durch eine oder wenige kräftige kombinierte Kuren in vielen Fällen erreichbar gemacht worden. Es ist daher verständlich, wenn der praktische Arzt sich auf diesen Gebieten gegenwärtig nur schwer zurechtfindet und nach einem kurzen und doch alles Wesentliche enthaltenden Wegweiser sucht, der Altbewährtes und Neuerrungenes in übersichtlicher und leicht verständlicher Weise zusammenfaßt. Aus diesem Grunde habe ich mich entschlossen, dem Wunsche einiger Fachgenossen zu folgen und diese ursprünglich nur für meine Hörer bestimmten Ausführungen in Form eines eigenen Büchleins erscheinen zu lassen. Möge es vielen Ärzten ein zuverlässiger Ratgeber werden und auch der Versuch, neben den üblichen fremdsprachlichen Krankheitsnamen kurze deutsche Benennungen einzuführen, freundliche Aufnahme finden.

Bonn, im September 1917.

Erich Hoffmann.

Inhaltsverzeichnis.

A. Allgemeines.*)

Die Behandlung der Haut- und Geschlechtskrankheiten erfordert eine genaue klinische Diagnose, deren Sicherung durch das Mikroskop vielfach, z. B. bei Krätze, Pilzerkrankungen, Tripper, weichem Schanker, Syphilis, erforderlich ist. Nur ein sicherer Diagnostiker ist auch ein guter Therapeut. Zur erfolgreichen Behandlung genügt nicht die Kenntnis der gebräuchlichen Mittel und gewisser Rezepte, sondern ebenso wichtig ist deren sachgemäße Anwendung und die Wahl der geeignetsten Applikation. Dasselbe Mittel hat nicht die gleiche Wirkung, wenn es in verschiedener Weise zubereitet gebraucht wird, z. B. als Puder, Lösung, Schüttelmixtur, Paste, Salbe, Pflaster oder dicht abgeschlossener feuchter Verband; denn die Tiefenwirkung wird im allgemeinen um so größer, je dichter der Abschluß der Haut gemacht und je mehr infolge Verhinderung der Perspiration eine Erweichung und Mazeration der oberen Hautschicht und evtl. vorhandener Auflagerungen bewirkt wird. So haben dichte Salbenverbände, gut abgeschlossene feuchte Verbände, Pflastereinhüllungen eine erhebliche Tiefenwirkung, während Puderungen, Schüttelmixturen, Pasten oberflächlicher wirken. Dazu kommt die verschiedene Empfindlichkeit kranker Haut, die sich in besonderer Reizbarkeit gegen Fette, Wasser oder gewisse Medikamente verrät. Aus diesen Gründen ist die genaue Kenntnis der verschiedenen Applikationsformen der chemischen Heilmittel besonders wichtig, deren gemeinsame Besprechung sich auch zur Vermeidung von Wiederholungen empfiehlt.

Im Anschluß daran sollen die wichtigsten physikalischen Behandlungsmethoden in Kürze erläutert werden.

Sowohl für die Diagnose wie für die Wirksamkeit der Heilmittel ist die Entfernung sekundärer Auflagerungen, wie Schuppen, Krusten, von größter Wichtigkeit; unter ihnen verbergen sich Erosionen, Wucherungen oder Geschwüre, deren Form die Erkennung ermöglicht und deren Heilung nur gelingt, wenn das äußere Medikament sie direkt trifft. Die Beseitigung geschieht durch erweichende Mittel, wie Olivenöl, Salizylsalbe, Salizylpflaster, Wasserstoffsuperoxyd oder auch feuchte Verbände mit essigsaurer Tonerde usw.

---

*) Der Einfachheit halber sind die Seitenzahlen unverändert stehen geblieben; auch die Hinweise auf andere Abschnitte der Therapie der Bonner Kliniken sind beibehalten worden. Auf den Nachtrag auf Seite 656 sei besonders hingewiesen.

I. Verschiedene Gebrauchsformen (Applikationsarten) chemischer Heilmittel.

Die einfachste therapeutische Methode, die Puderbehandlung, will ich zunächst besprechen, um im Anschluß die Verwendung von Lösungen, Ölen, Salben, Pasten, Schüttelmixturen usw. zu schildern.

1. Streupulver.

Indifferente Puder wirken auf entzündete Haut beruhigend, zugleich trocknend, kühlend und aufsaugend. Billig und für viele Fälle ausreichend ist Talcum venetum, gebräuchlich sind ferner Zinc. oxydatum, Amylum tritici und oryzae (Weizen- und Reismehl). Wo eine Zersetzung möglich ist (Achselhöhlen, Genitalien usw.), vermeidet man Amylum. Durch Zusatz von Acid. salicyl. (3%), Acid. boric. (5%), Schwefel (10—20%), Kalomel (50%) kann man dem Puder desinfizierende, durch Zusatz von Menthol (1—2%) juckllindernde Eigenschaften, durch Beigabe von etwa 1—2% Bolus rubra hautähnliche Färbung verleihen. Empfehlenswerte Formeln sind:

1. Talcum venet. 50,0
   DS. Streupuder.

2. Talc. venet. (oder Amyl. tritic.)
   Zinc. oxydat. aa 25,0
   MDS. Streupuder.

3. Acid. salicyl. 1,0
   Talc. venet. ad 30,0
   MDS. Salizylstreupuder.

4. Calomel
   Talc. venet. aa 5,0
   MDS. Kalomelpuder.

5. Sulfur. praecipit. 3,0—6,0
   Talc. venet.
   Zinc. oxydat. aa ad 20,0
   MDS. Schwefelpuder.

6. Tannin, Talc. venet., Zinc. oxydat. aa 5,0
   MDS. Tanninpuder.

Als hautfarbene Puder empfehlen sich auch Unnas Pulvis cuticolor (Zinc. oxydat. 5,0, Magnes. carbon. 4,0, Bol. alb. 2,5, Bol. rubr. 0,5, Amyl. oryz. 8,0) und Goldschmidts Ichthosinpuder, das in drei Nuancen (I hell, II mittel, III rot) hergestellt wird. Auch Lenicetkinderpuder, Vasenolstreupuder sind empfehlenswerte Puder für empfindliche Haut.

Die Anwendungsweise ist sehr einfach, indem ein Wattepinsel oder Wattebausch in den Puder getaucht und dieser dann aus gewisser Entfernung auf die Haut aufgestreut wird (Berührung wegen Infektionsgefahr bei mehrmaligem Eintauchen des Pinsels vermeiden!). Bei Verwendung größerer Mengen sind mit feinen Öffnungen versehene Puderbüchsen empfehlenswert. Bei allgemeiner Dermatitis wird das Puderbett verwandt, wobei der unbekleidete Körper reichlich eingepudert und in ein weiches Laken gehüllt wird. Für nässende Ekzeme und Impetigo eignet sich Puderbehandlung nicht.

2. Wässerige, spirituöse und andere Lösungen.

Wässerige Lösungen dienen zu Waschungen, Umschlägen und feuchten Verbänden, spirituöse, ätherische usw. zu Pinselungen und Betupfungen. Zu kühlenden Umschlägen benutzen wir ca. 1 proz. essigsaure Tonerde (1 Teil Liqu. Alum. acet. + 8 Teile Wasser), 1‰ Salizyl- und 1 proz. Resorzinlösung, die in Form von Mullkompressen (auch Leinewand) aufgelegt und öfters gewechselt werden; sie können kühl, warm oder heiß appliziert werden, je nach der Wirkung, die man anstrebt. Die entsprechenden Verordnungen sind:

7. Liqu. Alum. acet. 200,0
DS. 1 Teil mit 8 Teilen Wasser zu verdünnen.

8. Acid. boric. 6,0
Aqu. dest. ad 200,0
MDS. Borwasser.

9. Acid. salicyl. 0,2
Aqu. dest. ad 200,0
MDS. Zu Umschlägen.

10. Acid. salicyl. 0,2
Resorcin. resubl. 2,0
Aqu. dest. ad 200,0
MDS. Zu Umschlägen.

Auch Zinc. sulfur., Sublimat oder Hydrarg. oxycyan. ($^1/_2$—1$^0/_{00}$), werden n ähnlicher Weise gebraucht. Benutzt man diese Lösungen zu einem feuchten luftdicht abgeschlossenen Verband, so kommt eine große Tiefenwirkung zustande, die noch durch Zusatz von Alkohol gesteigert werden kann (z. B. 1 Teil Liqu. Alum. acet. + 1 Teil Spiritus + 5—6 Teile Wasser bei Trichophytia profunda und tiefen Pyodermien).

Spirituöse Lösungen dienen zur Desinfektion der Haut, z. B. 1 proz. Salizyl- oder Sublimatspiritus, zur Stillung des Juckens, wie 1 proz. Thymol-, 1—2 proz. Mentholspiritus; hier ist Glyzerinzusatz zum besseren Haften empfehlenswert. Auch Haarwässer, die zur Einreibung des gescheitelten Haarbodens benutzt werden, gehören hierher (s. Rez. 16).

Zu Pinselungen werden neben Jodtinktur, Teertinktur auch azetonhaltige Lösungen benutzt, wie z. B. die Sacksche Teerlösung. Entsprechende Formeln sind:

11. Thymol 1,0
Menthol 2,0 (—4,0)
Glyc. pur. 5,0 (10,0)
Spirit. vin. ad 100,0
MDS. Jucklindernder Spiritus.

12. Sublimat 1,0
Glyc. pur. 10,0
Spir. vin. ad 100,0
MDS. Sublimatspiritus.

13. Ol. lithanthrac. 10,0
Benzol 20,0
Azeton ad 100,0
MDS. Solutio lithanthrac. aceton. (Sack).

14. Acid. pyrogall. 10,0
Spirit. vin. ad 100,0
MDS. Pyrogallusspiritus.

3. Öle.

Von den Ölen wird in der Hauttherapie weitgehend Gebrauch gemacht. Vor allem das Olivenöl (Ol. olivarum) dient zur Beseitigung der Krusten und Auflagerungen und zur reizlosen Entfernung von zähen Salben und Pasten; im Krieg wird an seiner Stelle Ol. neutrale oder Ol. vaselini verordnet. Zum Erweichen von festhaftenden Borken, auch auf behaarten Stellen, wird ihm 5 oder 10% Acid. salicyl. zugesetzt, das sich aber nur gut löst, wenn Ol. ricini beigegeben wird.

Leinöl, Oleum lini, dient als Ersatz für Olivenöl und wird bei Verbrennungen viel benutzt, am besten mit geringem Zusatz von Phenol oder Thymol.

Lebertran, Ol. jecoris aselli, wird bei Lichen scrofulosorum mit Erfolg zur Einreibung angewandt.

Rizinusöl, Ol. ricini, dient als Zusatz zu spirituösen Haarwässern (0,5—1,5 auf 200) an Stelle von Glyzerin und zur Herstellung von Brillantinen; Klettenwurzelöl wird zur Fettung zu trockenen Haares gern benutzt. Folgende Formeln sind gebräuchlich:

15. Acid. salicyl. 5,0
Ol. ricini 20,0
Ol. oliv. opt. ad 100,0
MDS. Öl zum Abweichen von Borken.

16. Acid. salicyl.
Menthol. aa 1,0
Resorcin. alb. 4,0
Ol. ricin. 1,0 (—2,0)
Spir. vin. ad 200,0
MDS. Haarwasser.

17. Thymol 0,1
Ol. lini
Aqu. calcis aa ad 200,0
MDS. Kühlendes Brandwasser.

18. Sulfoform 3,0
(evtl. Ätherpetrol. 2,0)
Ol. oliv. opt. ad 30,0
MDS. Sulfoformöl.

4. Salben.

Als Salbengrundlagen dienen vor allem Vaseline, die als Rückstand bei der Petroleumdestillation gewonnen wird, Lanolin, aus Tierhaut stammend, Adeps suillus, Schweineschmalz, das durch Zusatz von Tct. benzoes haltbarer gemacht werden kann (Adeps benzoatus); ferner Eucerin, Ung. paraffin., Ung. leniens, Ung. simplex u. a. Am gebräuchlichsten ist Vaseline, und zwar Vasel. flav. americ., während für Augensalben das teurere Vasel. alb. bevorzugt wird.

Für Krätzesalben empfiehlt sich Adeps suillus wegen seiner besseren Verreibbarkeit, auch für Kopfsalben wird er ebenso wie Ung. paraffin. oder Eucerin benutzt. Sehr gebräuchlich ist eine Mischung von Vasel. flav. americ. und Lanolin (10—20% Lanolin oder aa part. aequ.). Lanolin eignet sich als Lanolin. anhydric. (oder Eucerin. anhydr.) vorzüglich zur Herstellung von Kühlsalben, indem es die 2—3fache Menge Flüssigkeit aufnehmen kann. Im Krieg bewährte Ersatzmittel sind Laneps, ein künstlich hergestelltes Fett, das ebenfalls gut 20—40 % Wasser aufzunehmen vermag, und Ung. neutrale (Mischung von Wollfett, Ceresin und Vaselinöl). Das Paradigma einer solchen Kühlsalbe ist:

19. Liqu. Alum. acet. (1—2%) 40,0
Lanolin. anhydric. (oder Eucer. anhydr. oder Laneps) 40,0
Vaselin. flav. americ. ad 100,0
MDS. Kühlsalbe für gereizte schmerzhafte Haut.

Gewöhnliche Salbenformeln sind:

20. Acid. salicyl. 0,3—1,5
Vas. flav. americ. (oder Eucerin.) ad 30,0
MDS. Salizylvaseline.

21. Ammon. sulfoichthyol. 4,0
Lanolin. 6,0
Vas. flav. americ. ad 20,0
MDS. Ichthyolsalbe.

22. Zinc. oxydat.
Bismut. subnitr. aa 3,0
Ung. lenient. rec. par.
Ung. simpl. aa ad 30,0
MDS. Zinkwismutsalbe.

23. Hydrarg sulfur. rubr. 0,3
Sulf. praecip. 3,0
Eucerin. od. Laneps ad 30,0
MDS. Zinnobersalbe (Ung. sulfur. rubr.)

Eine sehr bewährte Salbengrundlage ist das Ung. vasel. plumbic. oder Ung. Hebrae modificat. (bestehend aus Emplastr. litharg. simpl. und Vasel. flav.). Da es zäh ist, wird es zweckmäßig durch Zusatz von Ol. ricin. oder Vasel. etwas geschmeidiger gemacht; es wird besonders mit 1—5 proz. Salizylsäure, 10—20% Naftalan, 5—10% Ol. rusci als Salbe für Affektionen der Hände und Füße verwandt. Als Kriegsersatz ist Bleitanninlanolinsalbe (Liqu. plumb. subacet. 10,0, Tannin 5,0, Lanolin. ad 100,0) brauchbar.

Geeignete Salbengrundlagen sind ferner das Resorbin Ledermanns, besonders für graue Quecksilbersalbe, ferner Jeßners Mitin, Byrolin, Ung. refriger. Eucerin. (Eucerincrême), für fettige Haut Mattan. Die Salben werden entweder in Form von wirklichen Salbenverbänden gebraucht, indem sie auf Leinwand oder Mull gestrichen mehrere Millimeter dick aufgelegt oder nur dünn aufgerieben und bepudert werden; ihre Entfernung geschieht nie durch Waschen mit Seife, sondern sie werden vorsichtig mit Watte und Öl (auch Byrolin, Ung. leniens, Eucerincrême, Mitincrême usw.) abgewischt.

5. Pasten.

Pasten sind eine Mischung von Salben und Pudern und in der Behandlung von Hautleiden sehr beliebt, da sie Verbände entbehrlich machen, milde wirken und austrocknen. Für den behaarten Kopf sind sie nicht empfehlenswert, auch an anderen behaarten Stellen (Genitalien, After) wählt man Salben oder weiche Pasten.

Das Paradigma der Pasten ist die Zinkpaste, die aus gleichen Teilen Puder und Fett besteht und mit Amylum oder besser Talc. venet. hergestellt wird. In der ursprünglich von Lassar empfohlenen Form enthält sie noch 2% Acid. salicyl.; eine festere Konsistenz kann ihr durch Ersatz der Hälfte des Vaselins durch Lanolin gegeben werden.

24. Zinc. oxydat.
Talc. ven. aa 25,0
Vasel. flav. amer. ad 100,0
MDS. Zinkpaste
(Pasta Zinci c. Talco par.).

25. Acid. salicyl. 2,0
Zinc. oxyd.
Amyl. tritic. aa 25,0
Vasel. flav. amer. ad 100,0
MDS. Lassarsche Paste.

26. Zinc. oxyd.
Talc. ven. aa 15,0
Vasel. flav. amer. ad 100,0
MDS. weiche Zinkpaste
(Pasta zinci mollis c. Talco par.).

27. Zinc. oxyd.
Talc. ven.
Lanolin. pur.
Vasel. flav. } aa 25,0
MDS. Festere Zinkpaste.

Diesen Pasten können die verschiedensten Medikamente zugesetzt werden; zur Erhaltung der richtigen Konsistenz empfiehlt es sich, bei Zusatz größerer Mengen den Puder- oder Fettgehalt dementsprechend etwas zu verändern.

Gebräuchliche Pasten sind:

28. Tumenol-Ammon. 1,0—5,0
Pasta zinc. c. Talc. par. ad 50,0
MDS. 2—10 proz. Tumenolzinkpaste.

29. Naftalan 10,0—25,0
Past. zinc. c. Talc. par. ad 50,0
MDS. 20—50 proz. Naftalanzinkpaste.

30. Acid. salicyl. 0,5
Sulf. praecip. 5,0
Past. zinc. c. Talc. par. ad 50,0
MDS. Salizylschwefelzinkpaste.

31. Naphthol. 5,0
Sulf. praecip. 25,0
Sapon. virid.
Vasel. flav. } aa 10,0
MDS. Lassarsche Schälpaste.

Sehr milde wirkt auch bei besonders empfindlicher Haut Jeßners Mitinpaste, die als Pasta mitini an Stelle der Zinkpaste verschrieben wird; für das Gesicht eignen sich auch Unnas Mattanpasten gut.

All diese Pasten werden mehr oder weniger dick (etwa messerrückendick) aufgestrichen und etwas überpudert; sie können aber auch nach Art eines Salbenverbandes mit Leinewand oder Lint angewandt werden.

Von größter Bedeutung ist die richtige Entfernung der Pasten; durch starkes Reiben, Abwaschen mit Wasser oder gar Seife kann die Heilwirkung verhindert werden. Die Pasten dürfen nur mit Watte, die mit Olivenöl, Ung. leniens, Eucerincreme, gereinigtem Benzin, Byrolin, Ol. vaselini oder reiner Vaseline bedeckt ist, vorsichtig abgewischt werden.

Eine sehr gute und milde Paste, besonders für heftige akute Dermatitis geeignet, ist das Zinköl, Oleum zinci, von Lassar mit 60% Zinkoxyd angegeben, von uns meist aus gleichen Teilen Öl und Puder bereitet; auch ihm können Medikamente zugesetzt werden.

32. Zinc. oxyd.
Ol. oliv. opt. aa 50,0
MDS. Zinköl (Oleum zinci).

33. Tumenol-Ammon. 5,0—10,0
Ol. zinci ad 100,0
MDS. Tumenolzinköl.

6. Trockenpinselungen (Schüttelmixturen oder Zinkschminken).

Weit bequemer in der Anwendung als Pasten und Salben sind die Schüttelmixturen, die etwa aus gleichen Mengen Puder und Flüssigkeit bestehen; sie bilden nach der Auftragung eine dünne Deckschicht, die die kranke Haut schützt und Medikamente festhält. Da sie die Wäsche nicht so beschmutzen und gut vertragen werden, sind sie in der Praxis sehr beliebt und besonders für die Behandlung am Tage als Ersatz der fettigen Pasten geeignet. Bei Ekzemen, Gesichtsausschlägen usw. werden sie immer mehr gebraucht und bei gegen Fett empfindlicher Haut sind sie unentbehrlich.

Die gebräuchlichste Trockenpinselung besteht aus gleichen Teilen Zinkoxyd, Talkum, Glyzerin und Wasser; sie ist sehr milde und bildet eine gute Deckschicht. Ersetzt man das Wasser durch 30—50proz. Spiritus, so trocknet sie schneller ein; auch der Glyzerinzusatz kann auf 15 oder 10% herabgesetzt werden.

Normalformeln sind:

34. Zinc. oxyd.
Talc. venet.
Glyc. pur.
Aqu. dest. aa 25,0
MDS. Wässerige Zinkschminke (Lotio zinci aquosa).

35. Zinc. oxyd.
Talc. venet.
Glyc. pur.
Spir. vin. (50%) aa 25,0
MDS. Spirituöse Zinkschminke (Lotio zinci spirituosa).

36. Zinc. oxyd.
Bismut. subnitr. aa 20,0
Glyc. pur. 15,0
Aqu. dest. ad 100,0
MDS. Zinkwismutschminke (Lotio zinc. bismut.).

Diesen Schüttelmixturen können alle möglichen Medikamente zugesetzt werden, wie Teer, Schwefel, Ichthyol, Tumenolammonium, Bromokoll, Resorzin, Tannin, wobei wie bei den Pasten zur Erhaltung der Konsistenz die Pulver- und Flüssigkeitsmenge etwas verändert werden kann. Beliebte Rezepte sind:

37. Tumenol-Ammon. 5,0—10,0
Lotio zinc. aquos. ad 100,0
MDS. Tumenolschüttelmischung.

38. Bromokoll 10,0
Tumenol-Ammon. 5—10,0
Lotio zinc. aquos. ad 100,0
MDS. Juckstillende Schüttelmixtur.

39. Liqu. carb. deterg. 5,0—10,0
Lotio zinc. spir. ad 100,0
MDS. Teerschüttelmischung.

40. Sulf. praecip. 5—10,0
Lotio zinc. aquos. ad 100,0
MDS. Schwefelschüttelmischung.

41. Hydrarg. sulf. rubr. 1,0
Sulf. praecip. 10,0—20,0
Zinc. oxyd.
Talc. ven. aa 15,0
Glyc. pur.
Spirit. vini (50%) ad 100,0
MDS. Schwefelzinnoberschminke.

42. Acid. tannic. 3,0—5.0
Lotio zinc. bismut. ad 100,0
MDS. Tannintrockenpinselung.

Als Kriegsersatz für Glyzerin sind Perkaglyzerin und Mollphorus empfohlen; ersteres mischt sich mit manchen Medikamenten (Ichthyol) schlechter, letzteres, eine Art Zuckersyrup, gibt eine nicht so geschmeidige, aber doch brauchbare und bewährte Decke beim Eintrocknen. Wenn man Lanolin (oder Vaselinöl bzw. Vaselin) mit etwas Cetylester und soviel Wasser emulgiert, daß eine 5 proz. Fettemulsion entsteht, erhält man durch Mischung von 50 Teilen dieser Emulsion mit ebensoviel Puder (Zinc. oxyd. Talc. ven. aa 25,0) nach Herxheimer eine gute Zinkschminke.

Auch bei den Zinkschminken kann nach der Auftragung, die nach kräftigem Schütteln mit einem Pinsel oder Wattestäbchen geschieht, noch etwas Talkum nachgepudert werden. Die Entfernung muß vorsichtig geschehen, bei empfindlicher Haut mit Ung. leniens, Öl oder Benzin, sonst mit warmem Wasser. Wo man die Überhäutung nicht stören will, kann die Entfernung auch zeitweise unterbleiben und nur nachgepinselt werden. An stark behaarten Stellen (Kopfhaut) sind Schminken ebenso wie Pasten wegen Verklebung der Haare nicht anwendbar.

7. Hautfirnisse und Zinkleime.

An Stelle der Trockenpinselungen können auch Firnisse und Leime zur Behandlung umschriebener Herde benutzt werden, die zu einer schützenden Decke eintrocknen und Medikamente auf der erkrankten Haut festhalten. Am gebräuchlichsten sind: Collodium (Lösung von Schießbaumwolle in Äther), Collodium elasticum (dasselbe mit Rizinusölzusatz, geschmeidiger), Traumaticin (Lösung von Kautschuk in Chloroform), Benzoetinktur und Gelanth (aus Tragant und Gelatine bestehend, schnell eine elastische Decke bildend).

Als Beispiele seien genannt:

43. Acid. salicyl.
Acid. lactic. aa 1,0
Collodium elastic. ad 10,0
MDS. Hühneraugenkollodium.

44. Sublimat 0,5
Tct. benzoes ad 50,0
MDS. Sublimatbenzoetinktur.

45. Chrysarobin 2,5—5,0
Traumaticin ad 50,0
MDS. Chrysarobintraumaticin.

46. Ammon. sulfo-ichthyol. 2,5—10,0
Gelanth ad 50,0
MDS. Ichthyolgelanth.

Gelanth kann leicht mit warmem Wasser entfernt werden, die übrigen mit Benzin, Spiritus oder Äther.

Zinkleime, die sich beim Erwärmen verflüssigen, bilden, auf die Haut gepinselt, eine gute schützende Decke, vermindern durch Luftabschluß den Juckreiz und leisten besonders bei Unterschenkelekzemen und -geschwüren in Gestalt des Zinkleimverbandes Ausgezeichnetes.

Zwei Formen werden am meisten gebraucht:

47. Gelat. alb.
Zinc. oxydat. aa 15,0
Glycerin. pur. 25,0
Aqua dest. ad 100,0
MDS. Dünnerer Zinkleim,
Gelatina zinci mollis.

48. Gelat. alb. 15,0
Zinc. oxydat.
Glycerin. pur. aa 25,0
Aqua dest. ad 100,0
MDS. Dickerer Zinkleim,
Gelatina zinci dura.

Die Leime können in Blechbüchsen fertig bezogen werden. Der härtere Leim eignet sich am meisten für die Dauerverbände der Unterschenkelgeschwüre. Vor dem Gebrauch wird der Leim in heißes Wasser gestellt, mit einem Pinsel aufgetragen und mit dünner Watteschicht (Flocken) bedeckt.

Dem Zinkleim können ebenfalls Medikamente zugesetzt werden, z. B. Tumenol, Ichthyol, Resorzin, Schwefel, Teer. Derartige Leime sind auch fertig im Handel zu haben, ebenso wie Leimbinden (Klebrobinden).

8. Pflaster.

Pflaster dienen nicht nur zur Befestigung eines Verbandes und zum Schutz verletzter oder kranker Haut, sondern auch direkt zu Heilzwecken, indem ihnen allerlei Medikamente inkorporiert werden können. Sie bilden eine völlig abschließende Decke und haben eine gewisse Tiefenwirkung. Vor dem Auflegen wird die Haut mit Benzin evtl. Äther gereinigt und ein passendes Pflasterstück dann aufgeklebt; dabei werden differente und schmutzende Pflaster (z. B. Hg- oder Chrysarobinpflaster) mit einem größeren indifferenten Zinkpflaster überklebt (Doppelpflaster). Die Entfernung geschieht mit gereinigtem Benzin oder Äther. Am bekanntesten sind die Unnaschen Pflastermulle oder Guttaplaste (Beiersdorf) und besonders folgende gebräuchlich:

Zinkoxydguttaplast, gut klebend, reizlos und ebenso wie Leukoplast, Bonnaplast (auf Rollen) u. a. als Schutz- und Verbandpflaster empfehlenswert.

Quecksilber- und Karbolquecksilberguttaplast besonders für Furunkel unentbehrlich. Außerdem werden Salizylguttaplaste zur Erweichung von Schwielen und hyperkeratotischen Hautleiden, Resorzin-, Chrysarobin-, Pyrogallol-, Ichthyol- und andere Guttaplaste angewandt. Der Katalog von Beiersdorf gibt über diese und viele andere nähere Auskunft.

Empfehlenswert sind auch Arnings Trikoplaste, die noch reizloser sind, aber weniger gut kleben; besonders die seifenhaltigen Salizyltrikoplaste sind bewährt.

Paraplaste eignen sich für unbedeckte Haut, da sie infolge ihrer helleren Färbung unauffälliger sind und eine festere Unterlage besitzen; sonst ähneln sie den Guttaplasten.

9. Seifen.

Seifen, bekanntlich fettsaure Alkalisalze (Kaliseifen von weicher, Natronseifen von harter Konsistenz), sind für die Reinigung gesunder Haut von größter Bedeutung; aber auch diese können sie gelegentlich reizen und spröde und rissig machen, besonders wenn sie freies Alkali enthalten (Sapo viridis). Milder wirken die für empfindliche Haut empfehlenswerten neutralen Seifen und besonders die überfetteten Seifen, die Fett im Überschuß enthalten. Seifen, die auch von zarter Haut gut vertragen werden, sind z. B. Wolffs Palmitinseife, für täglichen Gebrauch sehr geeignet, Unnas Niveaseife, Heines zentrifugierte Kinderseife, gute Rasierseife. Bei irritablen Hautleiden, z. B. vielen Ekzemen, werden auch milde Seifen mit warmem Wasser nicht vertragen. Als medikamentöse oder medizinische Seifen bezeichnet man solche, denen bestimmte Medikamente zugesetzt worden sind, und unterscheidet flüssige und feste Seifen. Viel gebraucht werden Schwefel- und Teerseifen, sowohl für die Kopf- wie die Körperhaut, z. B. bei Seborrhoe, Akne vulgaris, Furunkulose, Kopfekzemen. Empfehlenswert ist die Schwefelpräzipitatseife von Beiersdorf, die Schwefelkampferperubalsamseife von Eichhoff, die Ichthyolseife ersterer Firma, die Nenndorfer Schwefelseife (eine schwächere und eine stärkere), ferner Unnas Pernatrolseife ($2^1/_2$, 5, 10, 20%), die depigmentierend, hornerweichend, aber auch leicht reizend wirkt. Als desinfizierende Seifen empfehlen sich die Eichhoffsche Sublimatseife und die wenig reizende Afridolseife, eine nicht ätzende Hg-Seife.

Zur Reinigung der Kopfhaut dient der alte Hebrasche Seifenspiritus, Spir. sapon. kalin. Moderne Spiritusseifen sind die von Blaschko angegebenen Sapalkole, von denen Schwefel-, Teer-, Resorzinsapalkol am meisten gebräuchlich sind (z. B. bei Acne und Seborrhoe).

10. Waschungen und Bäder.

Wasser wirkt nicht nur reinigend, auflockernd und erweichend auf die Oberhaut ein, sondern beeinflußt je nach seinem Wärmegrad die Blutgefäße der Haut in verschiedener Weise; kaltes Wasser bewirkt nach vorübergehender Kontraktion eine Erschlaffung (venöse Hyperämie), heißes nach kurzer Erweiterung eine kräftige Zusammenziehung der Gefäße, also eine Vermehrung ihres Tonus. Bei manchen reizbaren Dermatosen wirken alle Arten der Wasseranwendung ungünstig, so daß ein völliges Waschverbot nötig ist. Bei weniger empfindlicher Haut werden warme und heiße Waschungen besser vertragen als kalte, zumal wenn reizmildernde Stoffe dem Wasser zugesetzt werden. Als solche sind empfehlenswert Borax (1—2 Teelöffel Kaiserborax auf eine Waschschüssel), Mandelkleie (ebenso) oder auch Milch (1:3 Wasser). Ganz vorzüglich sind Waschungen mit heißem Kamillentee (auch Betupfungen mit getränkter Watte) bei juckenden Affektionen, besonders an Genitalien und After. — Bäder wirken in ähnlicher Weise; warme werden von empfindlicher Haut besser vertragen als kalte. Bei Hautkranken werden benutzt:

1. Kleiebäder: 2—3 Pf. (2 Handvoll für ein Kinderbad) Weizenkleie werden mit Wasser aufgekocht, durch Leinwandtuch durchgeseiht und dem Badewasser zugefügt; milde, auch bei empfindlicher Haut gut vertragen.

2. Eichenrindebäder: 1—2 Pf. Eichenrinde werden mit Wasser abgekocht und dem Badewasser zugefügt (bei chronischen juckenden Erkrankungen).

3. Schwefelbäder: 100—150 g Kal. sulfurat. pro balneo, oder ebensoviel Solutio Vlemingkx (30—50 auf ein Kinderbad) werden dem Badewasser zugesetzt; diese Bäder haben üblen Geruch und greifen Metallwannen an. Weniger ist dies der Fall beim Thiopinol, das in größeren Flaschen für

Vollbäder und kleineren für Sitz- oder Kinderbäder käuflich ist. Dauer 10 bis 20 Minuten.

4. Teerbäder: Die Kranken werden mit Teer (Ol. Rusci oder Tct. Rusci) an den Krankheitsherden bepinselt und bleiben 10—20 Minuten im Bade. Statt dessen kann dem Bade auch eine Teerlösung in dünnem Strahl unter stetem Umrühren zugesetzt werden; empfohlen werden dafür:

49. Ol. Rusci 100,0
Spir. sapon. kalin.
Aqu. dest. aa ad 75,0
MDS. Für ein Teerbad.

50. Ol. cadin. 50,0—100,0
Extr. cort. Quillaj. fluid. 10,0
Vitell. ovi unius
Aqu. dest. 250,0
MDS. Für ein Teerbad.

5. Salz- oder Solbäder: 10—15 Pf. Badesalz kommen auf ein Kinderbad (1—2% Kochsalzgehalt); gut bei skrofulösen Kindern.

6. Bäder mit übermangansaurem Kali: Dieses wird bis zur schwachen Rotweinfärbung zugesetzt. Günstige Wirkung bei Pyodermien (5—10 g für Erwachsene, 1—3 g für Kinder).

7. Sublimatbäder: 1 g auf ein Kinder-, 5 g auf ein Bad für Erwachsene. Gebräuchlich bei Pyodermien und Syphilis.

Für schwere Dermatosen mit weiten Strecken wunder Haut (Pemphigus usw.) ist das Hebrasche Wasserbett mit konstanter Temperatur in Kliniken üblich, in dem die Kranken tage- und monatelang liegen können. Im Notfalle kann es improvisiert werden, indem man durch regelmäßiges Nachlaufenlassen heißen Wassers die Temperatur konstant erhält. Bei Gefäßerschlaffung (Akrozyanose, roter Nase) sind Wechselbäder bewährt; die erkrankten Teile kommen abwechselnd in eine Schüssel mit heißem und kaltem Wasser (je $^1/_4$—$^1/_2$ Minute), wodurch nach Art der Übungstherapie der Tonus der Gefäße angeregt wird.

11. Verbände.

Als Verbandmaterial benutzen wir mit Vorliebe Verbandmull, Leinewand oder Lint. Außerdem haben sich im Krieg Zellstoff und Papierbinden bewährt. Watte soll nicht direkt auf die Haut gebracht werden, da sie hitzt, das Jucken vermehrt und an feuchten Stellen sich zusammenknüllt. Salben werden mit dem Spatel (jedesmal frischer Holzspatel zur Vermeidung von Übertragungen!) entweder direkt auf die Haut aufgetragen oder auf Leinwand oder Mullappen messerrückendick aufgestrichen, aufgelegt und mit Mullbinde befestigt; zur Vermeidung des Durchschlagens wird eine dünne Watteschicht oder Lint zwischen Salbenlappen und Binde eingefügt. Für das Gesicht wird eine Gesichtsmaske mit Öffnungen für Mund, Nasenlöcher und Augen zurechtgeschnitten und mit Salbe bestrichen aufgelegt und mit Binden befestigt. Für den behaarten Kopf können Badekappen aus Leinen oder aus gestärkten Mullbinden hergestellte Kappen benutzt werden; für die Hände werden zum Fixieren der Salben an Stelle von Verbänden gern Mull-, Baumwolle- oder Lederhandschuhe benutzt. An umschriebenen Hautstellen kann zur Abdeckung von Salbenlappen oder Paste ein Stück Lint mit Zinkleim, Mastisol, Resicol oder Wundfirnis ringsherum aufgeklebt werden. An den Geschlechtsteilen verhüten Suspensorien, T-Binden oder Badehosen die Beschmutzung der Wäsche.

Für feuchte oder Dunstverbände wird ein mit essigsaurer Tonerdelösung befeuchtetes Stück Verbandmull (10—20 Schichten) auf die erkrankte Stelle gelegt, nachdem die Umgebung mit Zinkpaste bestrichen wurde, dann ein den Mull mehrere Zentimeter überragendes Stück Guttaperchapapier, Gummileinwand oder Billrothbattist und darüber eine Lage Watte gefügt und das Ganze mit einer Mullbinde befestigt. Für einen Dunstverband des Gesichts muß auch hier eine Maske aus wasserdichtem Stoff den Mull gut überdecken. Spiritusverbände werden in gleicher Weise, nur mit durchlochtem Billrothbattist, hergestellt. Die Wirkung der Dunstverbände (besonders solcher mit 1 Teil essigsaurer Tonerde, 1 Teil Spiritus und 4 bis 5 Teilen Wasser) kann durch Auflegen heißer Leinsamenkissen (Kataplasmen) verstärkt werden.

Zur Behebung der Stauung am Unterschenkel beim varikösen Symptomenkomplex werden elastische Binden von den Zehen herauf bis zum Knie angelegt, als solche sind Teufels Diakonband oder die Idealbinde empfehlenswert. Besser wirkt noch ein Zinkleimverband, der folgendermaßen angelegt wird: Der Unterschenkel wird hochgelagert, das Geschwür mit Zinkleim umpinselt und ein Salbenlappen aufgelegt; ebenso werden ekzematöse Stellen mit Pastenlappen bedeckt. Nachdem nun eine Wattemanschette am Fuß und Knie zur Polsterung angebracht ist, wird die Haut mit Zinkleim bepinselt und zugleich eine angefeuchtete gestärkte Mullbinde von den Zehen bis zum Knie glatt angelegt, wobei sie zweckmäßig öfters abgeschnitten wird. Je nach dem Grade der Kompression, den man beabsichtigt, werden mehr oder weniger Schichten übereinandergefügt und evtl. verstärkende Längsstreifen eingeklebt und so ein Stützverband erreicht, der nach dem Eintrocknen tage- und wochenlang liegen bleiben kann und dem Kranken das Gehen ohne Schmerz ermöglicht. Die Abnahme geschieht im warmen Wasserbade (Lokalbade).

II. Physikalische Behandlungsmethoden.

Hier können nur die wichtigsten Methoden kurz skizziert werden.

1. Kohlensäureschneebehandlung.

Aus einer Kohlensäureflasche läßt man die Kohlensäure in einen Lederbeutel ausströmen, wobei sie zu Schnee erstarrt. Diesen kann man in geeigneten Formen aus Holz, Glas oder Zelluloid in runde oder quadratische Stücke pressen. Bequemer ist es, einen der käuflichen Apparate (Dr. Strauss, Haertel, Serenyi) zu benutzen, welche den Schnee direkt in solche Formen ausfließen lassen, in denen er dann durch Stempel gepreßt wird. Die CO_2-Stücke können mit dem Messer für kleine Herde passend geschnitten werden; für große Flächen empfiehlt sich drei- oder viereckige Form, damit bei Erfrierung größerer Flächen keine Lücken stehen bleiben. Die Stärke der Wirkung ist abhängig von der Dauer und dem angewandten Druck; die Haut von Kindern ist viel empfindlicher als die Erwachsener. Man erfriert auf diese Weise die Haut 5—30″, selten länger; dem hohen Kältegrad entsprechend entsteht eine intensive tiefgreifende Erfrierung, die langsam auftaut; dann folgt bald unter Brennen eine Quaddel und später evtl. auch Blasenbildung. Nachbehandlung mit etwas Salbe (Borsalbe, Byrolin). Für Naevi, Rosacea, Lupus erythematodes, Warzen, flache Epitheliome ist das Verfahren erprobt, auch bei Xanthomen nützlich. Besonders günstig sind die Erfolge bei Karzinomen und Warzen, wenn man Röntgen- oder Radiumbehandlung der Erfrierung sogleich folgen läßt.

2. Elektrolyse.

Sie leistet Gutes bei kleinen Neubildungen der Haut, Warzen, Fibromen, Naevi, Teleangiektasien usw. Eine Platinnadel (auch Stahlnadel) wird am negativen Pol (handlicher Griff von Reiniger, Gebbert und Schall) angeschlossen, die positive Elektrode gut befeuchtet auf die Haut (Hand) aufgesetzt. Die Nadel wird nun eingestochen und erst dann der Strom langsam eingeschaltet und auf 1—$1^1/_2$—3 MA. verstärkt.

Langsames Ein- und Ausschalten vermindert die Schmerzen wesentlich. Die Nadel wird z. B. durch die Basis einer Warze oder sonstigen Neubildung in verschiedenen Richtungen geführt und jedesmal $^1/_2$—$1^1/_2$ Minute der Strom durchgeführt. Ist die Wirkung nicht genügend, wird nach 8—10 Tagen das Verfahren wiederholt.

Durch Elektrolyse können auch die Haarwurzeln getroffen und dauernde Epilation erzielt werden. Hierzu führt man eine feine Platiniridiumnadel neben dem Haar in den Balg bis zur Wurzel ein, läßt den Strom bei 1—2 MA. 10—20″ durchgehen und überzeugt sich nun durch Zug mit der Pinzette, ob das Haar lose geworden; nach dem Herausziehen kann man zur Sicherheit noch etwas tiefer einstechen und für 10″ nochmals den Strom einschalten, ehe man die Nadel herausnimmt. Zur Verhütung von Nekrose dürfen nahe beieinanderstehende Haare nicht in derselben Sitzung zerstört werden. Der Erfolg hängt wesentlich von der Übung und Geschicklichkeit ab. Für die Behandlung kleiner Neubildungen und Warzen kann auch eine Doppelnadel benutzt werden, deren parallele, dicht nebeneinander gelegene Schenkel isoliert an den positiven und negativen Pol angeschlossen werden. Ein besonderes Instrumentarium zur multiplen subkutanen Elektrolyse (Epilation) hat Kromayer angegeben. Näheres darüber in Spezialwerken.

3. Strahlenbehandlung.

Die Strahlenbehandlung hat in der Dermatologie eine so große Bedeutung erlangt, daß auch der allgemeine Praktiker ihre wesentlichen Indikationen kennen muß. Zur Erzielung günstiger Erfolge und Verhütung von Schädigungen ist eine genaue Kenntnis der komplizierten Technik erforderlich. Wir unterscheiden Licht-, Röntgen- und Radium- bzw. Mesothoriumbehandlung.

a) Lichtbehandlung.

Die kostspielige Finsenlampe ist durch Einführung der Kromayerschen Quarzlampe und der künstlichen Höhensonne entbehrlich geworden.

Die Kromayersche Quarzlampe läßt in einem U-förmigen Quarzrohr ein von glühenden Quecksilberdämpfen ausgehendes, an ultravioletten Strahlen sehr reiches Licht entstehen, das durch ein Quarzfenster austretend durch fließendes Wasser gekühlt wird.

Durch Vorschaltung einer Blauglasscheibe wird die oberflächlich irritierende Wirkung vermindert, die Tiefenwirkung erhöht.

Die Fernbestrahlung (Weiß- oder Blaulicht) geschieht so, daß man aus 10 oder 5 cm Entfernung 5—10 Minuten steigend bestrahlt, wobei die Umgebung durch dunkles Papier oder dichtes Leinen geschützt wird. Zu beachten ist, daß Blonde empfindlicher sind als dunkler Pigmentierte. Am besten ist die Wirkung bei Alopecia areata, wobei kräftige Entzündung gute Erfolge zeitigt. Auch bei seborrhoischer Alopezie, Acne vulg. und Rosacea, torpiden

Ulzerationen ist der Erfolg günstig. Bei chronischen Ekzemen, pruriginösen Affektionen, Pruritus wird die Bestrahlung ebenfalls empfohlen. Die gewünschte Wirkung besteht in einem nach 12—24 Stunden beginnenden leichten oder stärkeren Erythem, das kürzer oder länger andauert (bis 8 Tage) und von Schuppung oder Abschälung gefolgt wird. Bei Empfindlichen gelegentlich Blasenbildung, die durch Kühlsalbe beseitigt wird. Augenschutz durch dunkle Brille oder Zudecken. Die Kompressionsbestrahlung, welche durch direktes Anlegen des Quarzfensters und besonders geformter Quarzansätze, die mit einer Lage feuchter Watte umrahmt werden, geschieht, bewirkt eine größere Tiefenwirkung, stärkere Entzündung und Blasenbildung. Blaulicht ist weniger irritierend. Besonders bewährt ist diese Behandlung bei Lupus vulgaris (15—30'), Lupus erythematodes (5—10'), tiefen Akneknoten und Rosacea (10—15'), Naevi vasculosi (10—20'), Xanthom (10—20'). Mitunter entstehen störende Pigmentierungen.

Die künstliche Höhensonne ist eine Quarzlampe ohne Wasserkühlung, die zu örtlicher Fernbestrahlung und zum allgemeinen Lichtbad dient. Sie kann bei Alopecia areata und andern Alopezien, Akne usw. die Kromayersche Lampe ersetzen (30 cm, 5—30'). Ferner hat sie für die allgemeine Belichtung neuerdings große Bedeutung gewonnen. In 50 cm Entfernung wird bei Kindern erst die vordere, dann die hintere Körperfläche in einer Stellung, bei Erwachsenen in je zwei Stellungen (erst obere, dann untere Hälfte) steigend von $^1/_2$—1—30' belichtet, wobei stärkeres Erythem zu vermeiden ist und Pigmentierung eintritt; täglich oder zweitäglich Steigerung um 1—2'. Diese Behandlung ist besonders bei Tuberkulösen bewährt, aber auch sonst bei Schwächlichen und Kranken nützlich befunden worden. Bei Lupus und anderen Tuberkuloseformen bewirkt das universelle Lichtbad Gewichtszunahme, Kräftigung und erhöht die Zugänglichkeit der Herde für direkte Quarzbelichtung und Röntgenbestrahlung außerordentlich, so daß diese kombinierte Strahlenbehandlung viel schnellere und vorzügliche Erfolge erzielt. Statt des Quecksilberlichts werden Kohlenbogenlicht- und natürliche Sonnenbäder im Hochgebirge als noch wirksamer empfohlen. — Auch in der Behandlung infizierter Wunden, torpider Ulcera, mancher Pemphigusfälle hat sich die künstliche Höhensonne bewährt. Augenschutz nie vergessen!

b) Röntgenbehandlung.

Während früher nur unfiltrierte mittelharte oder harte Strahlung benutzt wurde, ist durch Einführung schwächerer und stärkerer Filterung auch bei Dermatosen die Röntgentherapie wesentlich ausgebaut und komplizierter und schwieriger geworden. Wir benutzen die Apparate von Reiniger, Gebbert und Schall und verwenden für ungefiltertes und schwach gefiltertes Röntgenlicht die Burgersche Zentraltherapieröhre oder die kleine Müllersche Sicderöhre mit Kasten und Meßvorrichtung nach Prof. H. H. Meyer und für stark gefilterte Strahlen die große Müllersche Siederöhre mit Metallkugel und doppelter Wand. Sorgfältige Abdeckung und genaue Messung der Strahlenmenge sind unerläßlich, ebenso genaue Aufzeichnungen über die verabfolgten Dosen (Haftpflicht bei Schädigungen!). Auf die Technik kann nicht eingegangen werden; zur Messung dient uns die Sabouraud-Noiré-Tablette bei Benutzung der H. H. Meyer'schen Methode und seiner Tabellen. Die verabfolgte Menge des Röntgenlichts wird in x angegeben; 10 x entsprechen einer Erythemdose (E. D.),

d. h. der Menge mittelharter Röntgenstrahlen, die eben ein Hauterythem bewirkt bzw. die Sabouraud-Tablette von Testfarbe A in Farbe B verwandelt; bei gefilterter Strahlung wird unter dem Filter gemessen. Ungefilterte mittelharte (5 Benoist-Walter = BW.) oder harte Strahlung (6 BW.) wird in Dosen von 3 x ($^3/_{10}$ E. D.) in 8—10tägigem Abstand gegeben bei allen Formen von Ekzemen, die nicht besonders tief infiltriert sind, bei Psoriasis, Neurodermitis, Pruritus, Lichen ruber und andern oberflächlichen Dermatosen (Duhringscher Krankheit usw.). Neben der Röntgenbestrahlung werden Salben mit Tumenol, Salizyl, Hydr. praecip., Teer mit einiger Vorsicht zweckmäßig angewandt. Schwach gefilterte Strahlen (0,5 Alumin.) werden vor allem zur vorübergehenden Epilation angewandt, und zwar in der Dosis von 8—10 x bei 5 oder besser 7stelliger Totalbestrahlung des Kopfes zur Heilung des Favus, der Trichophytie und Mikrosporie, ebenso in 4 Stellungen zur Epilation des Bartes bei Sykosis simplex und tiefer Trichophytie. Bei Acne vulg. und Rosacea werden 4 x (0,5, seltener 1 mm Al.) jeden 10.—12. Tag mit bestem Erfolg gebraucht. Auch bei tylotischen und sehr hartnäckigen Ekzemen, verrukösem Lichen ruber oder simplex, stark infiltrierter Psoriasis geben wir 4—5 x bei 0,5 mm Filter mit 10—14tägigem Intervall. Stets folgt nach je drei Bestrahlungen eine dreiwöchige Pause, ehe ein neuer ev. noch erforderlicher Cyklus beginnen darf.

Stärker filtrierte Strahlen werden bei Hyperhidrosis (15—20 x bei 3—4 mm), Keloiden, hypertrophischen Narben, Keloidakne (10—12 x bei 1 mm oder 16—20 x bei 3—4 mm Alum.), bei ulzerösem und hypertrophischem Lupus, Skrofuloderm usw. (10—20 x bei 4 mm), bei malignen Tumoren (30—40 x 4 mm Alum.) angewandt; auch bei Naevis haben sie gute Erfolge, bei ihnen, Warzen und Epitheliomen besonders nach CO_2-Schnee-Erfrierung. Diese Dosen dürfen nur nach 4wöchiger Pause im Bedarfsfalle wiederholt werden.

c) Radiumbestrahlung.

Radium- oder Mesothoriumbromid werden in Mengen von 10—20 und mehr Milligramm als Flächenpräparate oder in Röhrchenform angewandt. In der Dermatologie werden besonders Flächenpräparate (gleichmäßige Verteilung wichtig, zum Abschluß dienen sehr feine Silber- oder Kupferplättchen, die auf derbe Metallplatte aufgelötet sind) benutzt und je nach der beabsichtigten Oberflächen- oder Tiefenwirkung mit 0,1 bzw. 0,25 oder 0,5 mm Alum. oder besser Messing gefiltert. Für Höhlen (Nase) und Fisteln werden Röhrchenpräparate (Einschluß in dünnem Silber- und darüber Glasrohr) mit entsprechend geformten Filtern gebraucht. Zum Schutz gegen irritierende Sekundärstrahlung ist Gummihülle oder mehrfache Lage Guttaperchapapier erforderlich. Jedes Präparat muß biologisch geeicht werden, und Präparate von 10—20 mg Stärke (auf 1,5—2 qcm Fläche) werden dann je nach Filter $^1/_4$—2 Stunden aufgelegt.

In Konkurrenz mit den Röntgenstrahlen werden Radium- und Mesothoriumpräparate benutzt bei Naevi vasculosi, Angiomen, anderen Naevusformen verschiedenster Art, bei Keloiden und hypertrophischen Narben, malignen Tumoren (Epitheliomen, Karzinomen, Sarkomen), Lupus der Nasen- und Mundschleimhaut, Warzen usw. Bei Naevi, Warzen und Epitheliomen ist vorausgehende CO_2-Erfrierung ratsam.

Auch in Form von Injektionen (Thorium-X) und Salben (Doramadsalben), welche Emanation enthalten, werden die Strahlen neuerdings empfohlen.

4. Andere physikalische Methoden.

Anhangsweise sei noch die Hochfrequenzbehandlung erwähnt, bei der hochgespannte, enorm schnell ihre Richtung wechselnde Ströme mit luftleeren Glaselektroden oder Pinsel durch Streichen über die Haut dieser zugeführt werden. Sie wirken gut bei hartnäckigem Pruritus, doch ziehen wir Röntgenstrahlen vor.

Endlich ist noch die Diathermie zu nennen, die auf einer Koagulation des Gewebes bei 70—80° C durch den elektrischen Strom (200 Volt, 3—4 Amp.) beruht und infolge Erhaltung der Leitfähigkeit für Wärme in kurzer Zeit (1—2'') eine größere Tiefenwirkung erzielt. Das Verfahren ist sehr schmerzhaft und nur in Narkose oder bei guter Lokalanästhesie (10—20 proz. Kokainlösung an den Schleimhäuten) durchführbar. Nachbehandlung mit 2—0,25 % Pyrogallusvaseline, um die Gefahr keloider Narben zu verringern. Außer für Lupus eignet sich die Methode für kleine Tumoren und Mäler. — Die Kaltkaustik mit der Forestschen Nadel kann hierfür ebenfalls benutzt werden.

III. Wichtigste innere und subkutane Heilmittel.

Das gebräuchlichste und wirksamste Medikament in der Dermatologie ist das Arsen, das für manche Dermatosen als spezifisch gilt (z. B. Lichen ruber). Es wird als Acid. arsenicosum (Max.-Dose 0,005 !), Natrium arsenicosum, Sol. Fowleri, (Max.-Dose 0,5 !), Arsenferratose, Elarson und Solarson innerlich oder subkutan bzw. intramuskulär angewandt. Oft tritt die Wirkung erst bei großen Dosen und nach mehreren Wochen deutlich hervor, wobei infolge der Gewöhnung die Maximaldose beträchtlich überschritten werden kann und muß. Dabei Achtung auf Nebenerscheinungen (Magendarmstörung, Kratzen im Hals, Erythem und Keratose der Handflächen und Fußsohlen, andere vielfach juckende Exantheme und Pigmentierungen, Augenerscheinungen), die zur Unterbrechung oder Beendigung der Kur zwingen. Bewährt sind folgende Rezepte:

51. Sol. Fowleri
Aqu. menth. pip. aa 15,0
MDS. 3 mal täglich 4—20 Tropfen in Wasser nach den Mahlzeiten.

52. Sol. Fowleri 10,0
Tct. Chin. comp. 20,0
MDS. 3 mal täglich 6—30 Tropfen nach den Mahlzeiten (Schütteln !

53. Solut. Fowleri 6,0
Tct. ferr. pom. ad 30,0
MDS. 3 mal täglich 5—30 Tropfen nach den Mahlzeiten.

54. Acid. arsenicos. 0,5 (!)
Pip. nigr. 5,0
Mass. pilul. q. s. ut fiant pilul. Nr. 100
MDS. 3 mal täglich 1—2 und mehr Pillen nach den Mahlzeiten.

55. Acid. arsenic. 0,25—0,5 (!)
Mass. pilul. q. s. ut fiant pilul. Nr. 100
MDS. 3 mal täglich 1—2—3 und mehr Pillen nach den Mahlzeiten steigend und fallend.

Da der Pfeffer den Magen mitunter belästigt, ist die zweite Formel oft besser. Allmähliches Ansteigen und Abfallen mit der Dosis ist wichtig. Bei Schwächlichen und Blutarmen ist Arsenferratose (2—3 mal 1 Eßlöffel bei Erwachsenen, 2—3 mal 1 Teelöffel bei Kindern) empfehlenswert. Wirksamer ist Elarson (Strontiumsalz der Chlorarsenobehenolsäure mit 13% As) in Tabletten (Orig. Präp.) 3 mal täglich 1—2 Tabletten und Eisenelarson, dasselbe mit Eisenzusatz, ebenso zu verwenden.

Noch energischer wirkt Arsen in Form subkutaner oder intraglutäaler Einspritzungen, für welche sich Acid. arsenicos. oder Natr. arsenicos. in 1proz. Lösung mit 3% Karbolzusatz bewährt haben (Acid. oder Natr. arsenicos. 0,2, Aqu. carbolis. (3%) ad 20,0; 2 täglich (evtl. täglich) $^1/_3$—$^1/_2$—1 ccm in die Nates spritzen). Vorzüglich und schnell wirkt Solarson, heptinchlorarsinsaures Ammonium, das zu 12 Ampullen (schwächere mit 1,2, stärkere mit 2,2 ccm) für einzelne Einspritzungen in Kartons abgegeben wird. Hiervon täglich 1 ccm (3 bzw. 6 mg As) in die Nates. Nach 12 Injektionen wird 8tägige Pause empfohlen; doch haben wir bei Lichen 20—30 Spritzen nacheinander mit bestem Erfolg und ohne Störung gegeben, und sind auch auf 2 ccm gestiegen. Es wirkt ausgezeichnet.

Wo schwächere Arsendosen ausreichen, kann man Eisenarsenquellen für Trinkkuren verordnen; am beliebtesten ist Dürckheimer Maxquelle, wovon Erwachsene täglich 30—200 ccm, Kinder 5—30 ccm nach besonderem Trinkschema am Schluß der Mahlzeit nehmen, und Levicoquelle, welche erst als Schwach-, dann als Starkwasser zu 1 Tee- bis 1 Eßlöffel 3mal täglich gegeben wird.

Wichtig sind ferner als Darmdesinfizienzien Salol (3mal täglich 1 g) und Ichthyolpräparate, vor allem Ichthalbin (3mal täglich 1 g in Oblaten (1 Messerspitze) oder 3mal täglich 2—3 Tabletten (vorrätig zu 0,3), letzteres auch bei Rosacea, Furunkulose, Ekzem empfohlen; außerdem Hefepräparate, wie Levurinose (mehrmals täglich 1 Teelöffel), Cerolin (3mal täglich 3 Pillen zu 0,1) oder Bierhefe (mehrmals täglich 1 Eßlöffel) bei Furunkulose, Akne u. dgl. und Kalziumpräparate, von denen neben Sol. Calc. chlorat. 10:180,0 Succ. Liqu. 20,0 (1—3mal 1 Eßlöffel) Kalziumkompretten zu 0,1 Calc. chlor. oder Calc. lact. 0,5 (M. B. K.) 6—12 täglich und Kalzantabletten (ebenso) bei Urticaria usw. nützlich sind.

Besondere Bedeutung hat neuerdings die Vakzinetherapie bei Furunkulose, multiplen Abszessen der Säuglinge, Akne, Sycosis usw. gewonnen. Hierbei erweist sich Staphylokokkenvakzine (polyvalente oder Autovakzine) in Form intraglutäaler (auch intravenöser) Injektion von 25—100—500—1200 Millionen Keimen oft als sehr wirksam. Fertige Präparate sind Opsonogen (Amp. mit 100—500 Millionen Keimen) und Leukogen (ebenso). Wir benutzen meist selbsthergestellte Misch- oder Autovakzine und Leukogen, Injektionen 2—3mal wöchentlich mit steigender Keimzahl. Über Trichophytin und Gonokokkenvakzine s. bei diesen Erkrankungen.

Als umstimmend und die natürlichen Abwehrkräfte vermehrend werden auch intraglutäale Injektionen von Natr. nucleinicum (5 bis 10mal 0,5 ccm einer 10proz. Lösung alle 3—5 Tage), abgekochter Kuhmilch (2—5—10 ccm alle 4—5 Tage, fiebererzeugend und schmerzhaft) und Deutschmannserum E (4—8 ccm bei Erwachsenen, 2—4 bei Kindern täglich, teuer!) gerühmt; letzteres ist von mit großen Hefemengen gefütterten Pferden gewonnen und so präpariert, daß es keine Serumkrankheit erzeugen soll.

Zur Blutverbesserung bei chronischen juckenden Dermatosen dient die Blutwaschung, bei welcher nach einem Aderlaß von 100—200 ccm Blut 200 ccm und mehr physiologische NaCl-Lösung (0,85%) oder Ringersche Lösung in die Kubitalvene infundiert werden, und die intravenöse Einspritzung von sterilem Normalserum, die besonders bei Schwangerschaftsdermatosen (hier Blut einer normalen Schwangern erforderlich) nützlich ist. Dafür werden einem Gesunden (WaR.—) 30—50 ccm Blut entnommen, in sterilem großen Zentrifugenglas zentrifugiert, und das so gewonnene Serum wird zu 10—20 ccm dem Kranken intravenös unter aseptischen Kautelen injiziert. Auch die subkutane Injektion von Blut (auch Eigenblut) unter die Bauchhaut soll umstimmend und günstig wirken.

B. Hautkrankheiten.*)

Abszesse, multiple der Säuglinge s. unter Pyodermien S. 595.

Acanthosis nigricans, Schwarzwucherhaut. Sehr seltene mit Braun- bis Schwarzfärbung einhergehende warzige Hyperkeratose der Haut der Genitoanal-, Nacken-, Nabel-, Achselgegend usw., sowie der Umgebung des Mundes. Meist besteht Karzinom der Intestinalorgane.

Gelegentlich Heilung nach Tumorexstirpation. Sonst nur symptomatische Behandlung mit warmen Bädern (Kal. permang.) und Einfettung mit Salben, z. B. 2—10proz. Salizyl-, Schwefel- oder Resorzinsalbe; auch Röntgenstrahlung.

Acne decalvans s. Alopecia atrophicans S. 549.

Acne necrotica oder **varioliformis, Pockfinnen.** An der Stirnhaargrenze, seltener auf der Kopf- und Gesichtshaut schubweise auftretende rote Papeln, die zentral verschorfen und nach mehrwöchigem Bestehen pockenähnliche Narben hinterlassen. Neigung zu Rückfällen.

Abends und morgens vorsichtige heiße Seifenwaschung und Einreiben von Salizylschwefelsalbe (2% Sal., 5—10% Schwefel), 10proz. weißer Präzipitatsalbe oder Ungt. sulfurat. rubr. (Rez. 23, S. 531); später 1/4—1/2% Sublimat- oder 1—2% Resorzinspiritus bequemer. Auch nach Abheilen der Affektion Fortsetzung der Lokalbehandlung, da häufig Rezidive eintreten. Begleitende Seborrhoe evtl. mit Röntgenstrahlung (2mal 3 x 5 BW) behandeln. In hartnäckigen Fällen Arsen (Sol. Fowl. oder Elarson). Magenstörungen beachten und behandeln.

Acne medicamentosa (Jod-, Brom-, Chlor-, Hg-,Teerakne) s. Arzneiausschläge S. 551.

Acne rosacea, besser **Rosacea, Rotfinnen.** Die Rosacea besteht in einer chronischen auf Gefäßdilatation beruhenden Gesichtsröte, die oft mit Seborrhoe, Blutwallung und Hitzegefühl einhergeht; besonders sind Nase, Wangen und Kinn befallen. Zugleich treten akneartige, aber nicht aus Komedonen hervorgehende Knötchen und Pusteln auf. Dabei ist die Haut reizbar und neigt zur Verdickung und Wucherung, deren höchsten Grad das Rhinophym (Knollen- oder Pfundnase) darstellt. Die Krankheit tritt im Gegensatz zur Acne vulgaris erst im mittleren Lebensalter auf.

---

*) Die Besprechung geschieht in alphabetischer Reihenfolge; einzelne Kapitel, wie Arzneiausschläge, Dermatomykosen, Ekzem, Erythrodermien, Pyodermien, Tuberkulose usw. sind zusammenfassend abgehandelt.

Ursache: alle Prozesse, die zu chronischer Hyperämie des Gesichts führen, wie Alkoholismus, Magendarmstörungen, Uterus- und Adnexerkrankungen, Chlorose, Witterungseinflüsse (Temperaturwechsel), Nasenleiden usw.

Bekämpfung und Beseitigung der ursächlichen Momente; Sorge für täglichen regelmäßigen und weichen Stuhlgang, innerlich Arsen (Elarson), Ichthalbintabletten (3 mal täglich 2—3 zu 0,3), Ichthyolpillen (3 mal täglich 2—3 zu 0,1), Kalcium-Kompretten oder Schwefelpulver (Sulf. praec., Pulv. rhei, Magn. carbon. aa 10,0 3 mal täglich 1 Messerspitze).

Waschen mit kaltem Wasser vermeiden! Irritabilität der Haut beachten! Wo die Haut gereizt ist, Umschläge mit 1 ‰ Acid. salicyl. (auch 1 ‰ Zinc. sulfur.) oder 1 % Resorzinlösung mehrmals täglich 1/4—1 Stunde. Daneben milde Salben, wie Zinkwismutsalbe, Eucerin oder Zinkpaste mit 1—3 % Resorzin oder Ichthyol besonders Nachts. Entfernen der Paste mit Coldcreme, Eucerincreme oder Olivenöl auf Watte. Betupfung mit 1 % Salizyl- oder Resorzinspiritus und Pudern.

Bei nicht gereizten Formen morgens und abends heiße Waschung (am besten großen, mit heißem Wasser vollgesogenen Schwamm immer wieder an das Gesicht drücken, 10—15 Minuten lang, dann mit Handtuch abtupfen); danach Auftragen von 5—10 % Resorzinzinkpaste messerrückendick, besonders abends. Morgens die Salbe vor dem Waschen mit benzin- oder olivenölgetränkter Watte abwischen; auch Ichthyol- und Schwefelpasten wirken gut; statt Schwefel Fanghi di Sclafani bewährt. In manchen Fällen wirken Trockenpinselungen (s. Rez. 40 u. 41, S. 534) mit 5—10 % Schwefel oder Fanghi besser; eine vorzüglich wirkende Formel ist Zinc. sulfur. 3,0, Sulf. sublim., Kal. sulfuric., Kal. sulfurat. aa 5,0, Aqu. rosar. ad 100,0. Geht die Rötung nur langsam oder gar nicht zurück, so behandelt man mit dem Skarifikator oder dem Skalpell, indem man zirka 1/2—1 mm tiefe parallele Schnitte im Abstand von 1 mm macht, was kaum schmerzt, gut ausbluten läßt und dann bis zur Blutstillung möglichst heiße, öfters zu erneuernde Wasserkompressen aufdrückt. Abheilung unter Puder, dann Salbenverbände. Nach 8—14 Tagen Wiederholung, bis die gewünschte Wirkung, d. h. blasse Haut, erzielt ist. Sichtbare Narben bleiben nicht zurück. Größere Gefäßbäumchen zerstört man, indem man sie mit dem Mikrobrenner nachzeichnet und so verödet oder elektrolytisch zerstört. In hartnäckigen Fällen ist eine Schälkur (s. S. 547), evtl. mit der Quarzlampe (s. S. 547) erforderlich. Neuerdings hat sich besonders Röntgenbestrahlung (3—4 x 0,5 mm Al.-Filter jeden 10. bis 12. Tag) bewährt, wonach öfters zunächst reaktive Verschlimmerung, dann aber Besserung erfolgt. Auch CO_2-Schnee (10″) und Blaulichtkompression (Kromayers Lampe 10′) wirkt auf infiltrierte rote Flächen oft gut. Betreffs Rhinophym s. dort.

Acne scrofulosorum (cachecticorum), Zehrfinnen. Akneartige bräunliche Knötchen und Pusteln am Rumpf und den Extremitäten bei Skrofulösen und Kachektischen.

Allgemeinbehandlung mit Lebertran, Eisen und Arsen; allgemeine Lichtbäder mit künstlicher Höhensonne (s. S. 540) wirken günstig. Sonst milde Aknetherapie (s. dort).

Acne vulgaris oder **juvenilis, gemeine Finnen.** Eine im Pubertätsalter beginnende, aus Komedonen entstehende Erkrankung der Gesichts-, Brust- und Rückenhaut, bei der alle Stadien vom Komedo bis zur Pustel und zum infiltrierten vereiternden Knoten sich nebeneinander finden. Ursächlich kommen neben seborrhoischer Hautbeschaffenheit Obstipation, Chlorose, Menstruationsstörungen in Betracht. Rückgang meist nach der Pubertätszeit. Mangelhafte Hautpflege, Berufsschädigungen (Teer, Petroleum, Chlor usw.), gewisse Medikamente (Jod, Brom) wirken verschlimmernd. Neben der gewöhnlichen und der seborrhoischen gibt es eine irritable, ferner eine stark infiltrierte Form der Acne vulgaris.

Magendarmstörungen, besonders Obstipation sind zu bekämpfen; Verbot als schädlich erkannter Speisen, wie Käse, Hering, Saures, Fettes usw.

Innerlich As und Eisen (Eisenelarson), Ichthyol, Schwefel (s. Acne rosac.); ferner evtl. Hefepräparate (s. S. 543) und Staphylokokkenvakzine (s. S. 543). Schon bei reichlichen Komedonen empfiehlt sich Behandlung durch Streichmassage oder Ausdrücken mit dem Komedonenquetscher, heiße Waschung mit Seife (evtl. Schwefel- oder Resorzinseife), Einreiben 3—5% Resorzineucerins. Als Normalbehandlung gilt 5—10% Resorzinpaste, die abends messerrückendick aufgelegt und überpudert, morgens vor heißer Waschung mit gereinigtem Benzin und Watte entfernt wird. Bei gleichzeitiger Seborrhoe wirkt Schwefelzinkpaste (5—10%) oder Resorzinschwefelpaste (2,10%) besonders gut; dabei auch Behandlung der Kopfhaut mit Haarwasser und Salbe (s. S. 550). An Stelle der Pasten, die auch mit Fanghi bereitet und wie bei Rosacea angewendet werden, können in leichten Fällen auch Schwefel- oder Fanghi-Zinkschminken (Rez. Nr. 40, 41) oder Kummerfeldsches Wasser (Sulfur praec. 1,0, Spirit. camphor., Spir. Lavandul. aa 2,0, Spir. Coloniens. 4,0, Aqu. ad 60,0) abends aufgepinselt werden, die sich aber besonders auch zur Tagesbehandlung eignen. Bei geringen Graden ist auch Schwefelseife, Resorzinschwefelseife, Nenndorfer Schwefelseife zumal für Behandlung des Rückens und der Brust empfehlenswert (abends gut einseifen, Schaum eintrocknen lassen, früh mit warmem Wasser entfernen). Derbe Infiltrate (tiefe Knoten) werden mit Hg- oder Karbol-Hg- (auch Salizyl-)Guttaplast bedeckt; eitrig erweichte Knoten mit spitzem Skalpell (damit es nur ganz feine Narben gibt!) eröffnet; auch Umschläge mit essigsaurer Tonerde und Spiritus und darüber heiße Leinsamenkissen sind ausgezeichnet (s. S. 537). In hartnäckigen Fällen Schälkur mit der Lassarschen Schwefelnaphtholpaste (s. Rez. 31, S. 532). Diese wird nach heißer Seifenwaschung und Eröffnung der Pusteln messerrückendick aufgestrichen und bleibt je nach dem Erkrankungsgrad und der Reizbarkeit der Haut 20—30 Minuten bis 12 Stunden liegen. Danach Abwischen der Paste mit benzingetränkter Watte und Bedecken mit 2% Salizyl- oder Salizylschwefelsalbe (1,10%) über Nacht. Fortsetzung mehrere (3—5) Tage, bis die mortifizierte Hornschicht sich in bräunlichen Lamellen abstößt. Danach Vaseline, Coldcreme und Puder. Bei Rückfällen Wiederholung. Weniger benutzt wird Unnas Resorzinschälpaste (Past. zinci Resorcin. aa 20,0, Ichthyol. Vaselin. aa 5,0).

Günstig wirkt die Quarzbelichtung, indem wöchentlich 1—2mal aus 10—15 cm Entfernung 3—5 Minuten bestrahlt wird, bis eine milde Schälung erfolgt. Für infiltrierte Stellen evtl. Kompressionsbestrahlung 10—15 Minuten.

Hervorragende Heilerfolge aber erzielt die Röntgenbestrahlung (4 x bei 0,5 mm Filter jeden 10.—12. Tag) in 4 Stellungen (Stirn, beide Wangen und Kinn); auch bei Acne corporis ist sie am besten wirksam.

Adenoma sebaceum, Pringlesche Krankheit. Zahlreiche gelbliche bis gelblichrote erhabene, an Talgdrüsen erinnernde Knötchen in den mittleren Teilen des Gesichtes und besonders um die Nase herum.

Exzision oder Abkratzen mit dem scharfen Löffel oder Zerstörung durch Elektrolyse oder den Unnaschen Mikrobrenner; besonders CO_2-Schnee mit nachfolgender Röntgenbehandlung (vgl. Verrucae).

Aknekeloid (Dermatitis papillaris capillitii, Folliculitis sclerotisans nuchae), schwielige Nackenschwären. Aus häufig rezidivierenden Follikulitiden an der Haargrenze entstehende derbe keloidartige tumorähnliche Erhebungen mit Gruben und Haarbüscheln darin, nicht selten Abszesse enthaltend.

Vermeidung des Tragens gestärkter und hoher Kragen und der Verschmierung von Eiter! Bei leichten Graden Salizylschwefelsalbe oder -paste (1,10%); Betupfen mit Formalin- (10%), Salizyl- oder Resorzinspiritus (1—2%). Epilation kranker Haare und Eröffnung eitriger Follikulitiden. Daneben besonders nachts feuchte Verbände mit essigsaurer Tonerde und Spiritus (s. S. 538), evtl. mit heißen Breikissen darüber.

In allen Fällen ist Röntgenbestrahlung das souveräne Mittel (10—12 x bei 1 mm Al.-Filter), evtl. nach 4—6 Wochen zu wiederholen. Erfolge glänzend. Demgegenüber tritt die chirurgische Behandlung (Abtragung, Inzisionen, Exzision) zurück. Fibrolysin (s. S. 576) bringt wenig Nutzen. Lange Nachbehandlung mit heißer Seifenwaschung und Salizylschwefelsalbe hat der Röntgenheilung zu folgen, um Rückfälle zu verhüten.

Aktinomykose, Strahlpilzkrankheit. Derbe, an indurierte Akne oder Lupus erinnernde, doch brettharte Knoten oder Tumoren der Cutis und Subcutis, rötlich bis violett, in der Tiefe oft adhärent, besonders an Wangen und Hals; langsame Erweichung, Fisteln mit gelbem, körnerhaltigem Eiter; in letzterem charakteristischer Pilzbefund (Drusen).

Gute Erfolge gibt Jodkali (3—6—9 g täglich) neben Röntgentiefentherapie (20 x bei 3—4 mm Filter). Sonst chirurgische Behandlung (Auskratzen und Austupfen der Wunde mit Jodtinktur usw. s. S. 289).

Alopecia areata (Area Celsi), Kreishaarschwund. Kreisförmiger Haarausfall in kleineren und größeren Scheiben, peripher fortschreitend ohne Entzündung und Schuppung, ohne Atrophie; gewöhnlich im Haupthaar, kann aber auch Bart-, Augen-, Körperhaare befallen und zu totaler Alopezie führen. Ursache unbekannt.

Örtliche Behandlung mit desinfizierenden und irritierenden Mitteln und vor allem Quarzbelichtung sind in erster Linie zu empfehlen; daneben ab und zu heiße Seifenwaschung. Am reinlichsten und meist ausreichend ist 1—2% Sublimatspiritus mit 5—10% Anthrasol, der täglich 1—2 mal auf die kahlen Stellen und deren Umgebung eingerieben wird. Ähnlich wirken Jodtinktur, Chrysarobintraumaticin (5—10%), doch stört ihre Färbung. Auch Salben, wie $^1/_2$—1% Sublimat-, 3—5% Anthrasolvaseline (letztere mit 10% Sulf. praec. Zusatz) wirken günstig. Daneben Gebrauch eines Haarwassers (Rez. 58, S. 550). Ferner ist stets, besonders bei hartnäckigen Fällen örtliche Bestrahlung mit künstlicher Höhensonne (30 cm 5—10—15 Minuten) oder Kromayers Quarzlampe (10—5 cm 5—10 Minuten) zur Erzeugung einer Lichtreaktion angezeigt; Wiederholung nach Abklingen der Entzündung. In schwersten Fällen auch Kompression mit Blau- oder Weißlicht. Arsenpräparate zur Unterstützung empfehlenswert.

Alopecia atrophicans (Pseudopelade) und cicatrisans (Acne decalvans), trockner und feuchter narbiger Haarschwund. Sehr chronische, zu favusähnlichen Narben führende Erkrankung der Kopfhaut bes. auf der Höhe des Scheitels, entweder ohne (Pseudopelade) oder mit peripilären Pusteln (Acne decalv.) einhergehend. Seltene Erkrankungen unbekannter Aetiologie. Ähnliche atrophisierende pustulöse Folliculitiden können auch im Bart (Sycosis oder Acne lupoides), an den Seitenpartien der behaarten Kopfhaut (Ulerythema sycosiforme) oder an den Beinen (Folliculitis atrophicans) vorkommen.

Zur Behandlung dienen 10proz. Schwefelsalbe oder Paste und Röntgenbestrahlung ähnlich wie bei Sycosis vulgaris; ev. Vakzinetherapie mit Leukogen (s. S. 543).

Alopecia diffusa symptomatica, Haarausfall kommt nach schweren Erkrankungen, z. B. Typhus vor; die mitunter streckenweise durch das Fieber und toxische Einflüsse verdünnten Haare wachsen danach meist vollkommen wieder. An Syphilis denken (WaR)!

Behandlung mit den S. 550 genannten Haarwässern, evtl. auch Massage und Höhensonne; innerlich Arsen.

Alopecia pityrodes (Seborrhoea capitis), Schinnenhaarschwund. Diese in Familien oft erbliche Erkrankung beginnt schon im mittleren Lebensalter und früher und betrifft Männer häufiger und stärker als Frauen. Neben Haarausfall trockne Abschilferung der Kopfhaut (Pityriasis capitis oder Seborrhoea sicca). Neubildung gewöhnlicher Haare hört allmählich auf, und es wachsen nur noch dünne und kurze Haare nach, die bald ausfallen. Schließlich Glatze, so daß nur noch Schläfengegend und Hinterkopf behaart bleiben. Neben Talgfluß werden auch Kompression der Gefäße durch Hutdruck und Zug des Musc. epicranius verantwortlich gemacht.

Therapie meist wenig wirksam, doch vermag sie häufig den Haarausfall zu verlangsamen und ist daher stets lange Zeit und mit Sorgfalt und Geduld durchzuführen. Frauen halten nicht selten den normalen Haarausfall, der täglich etwa 30—40, davon nicht mehr als 25% kurze, unter 15 cm lange Haare beträgt, für krankhaft und müssen beruhigt werden. Waschungen mit Seife und Wasser nur alle 3 bis 4 Wochen, nicht häufiger (zumal bei Frauen), am besten mit Teerseife, Pixavon usw. Die Behandlung geschieht mit spirituösen Haarwässern und Salben (Schwefel, Teer, Hydrarg. praec. alb.), ferner Höhensonnenbelichtung. Als Haarwässer sind außer dem in Rez. Nr. 16 (S. 531) genannten bewährt und am meisten zu empfehlen:

56. Sol. natr. bicarbon. 3/120,0
Menthol 0,5—1,0
Glycerin. pur. 1,0—3,0
Spirit. vini (96%) ad 200,0
MDS. Haarwasser.

57. Acid. salicyl. 1,0
Menthol 0,5—1,0
Resorcin. resubl. 4,0
Glyc. pur. oder Ol. ricini 1,0—4,0
Spir. vini (70%) ad 200,0
MDS. Haarwasser.

58. Acid. salicyl.
Menthol aa 1,0
Resorcin. alb. 4,0
Anthrasol 3,0—5,0
Spirit. vini ad 200,0
MDS. Haarwasser.

59. Sublimat 0,4
Chloral. hydrat. 10,0
Glycer. pur. 1—3,0
Spir. vin. (70%) ad 200,0
MDS. Haarwasser.

Statt Resorzin wird neuerdings auch Euresol empfohlen. Als Schwefel und Teer enthaltendes Haarwasser hat sich mir Thiopinolhaarwasser mit Zusatz von 1—2% Liqu. carbon. deterg. oder Anthrasol bewährt. Als Salben und Öle sind Salizylschwefelsalbe (1,10%), weiße Präzip.-Salbe (10%), beide evtl. mit Zusatz von 1—2% Anthrasol oder 10% Sulfoformöl (Rez. Nr. 18, S. 531) am gebräuchlichsten. Die zuerst genannten spirituösen Haarwässer werden abwechselnd mit Thiopinolhaarwasser oder Sulfoformöl oder einer der genannten Salben gebraucht, indem sie unter Scheitellegung von links nach rechts in die Kopfhaut, ohne die Haare zu sehr zu treffen, mit Finger, Wattestab oder Kromayer's Haarglittel eingerieben werden. In schweren Fällen kann auch abends Salbe oder Öl und früh der Haarspiritus benutzt werden. Bei sehr fettiger Kopfhaut (Seborrhoea oleosa) wird statt Schwefelsalbe 50% Schwefelpuder (Sulf. praecip. Talc. ven. aa) mit Wattepinsel oder Bürste eingerieben. Massage der Kopfhaut durch Auflegen der Finger und regelmäßiges 5—10 Minuten dauerndes Hinundherschieben ist besonders bei Spannung des Epicranium anzuraten. In hartnäckigen Fällen Höhensonnen- oder Quarzlampenbelichtung (s. S. 548).

Alopecia praematura und **senilis, Altershaarschwund.** Versuch mit den zuvor genannten Haarwässern (Rez. 56 bis 59).

Alopecia syphilitica, kleinfleckiger Haarausfall s. Syphilis. Kleinfleckige kahle Stellen. Haare nicht kurz schneiden lassen, da sonst auffälliger, Sublimathaarwasser (Rez. Nr. 59), Hg-Salvarsankur.

Angiokeratom, Blutwarzen. Seltene aus mehr oder weniger roten kleinen Flecken mit horniger Oberfläche bestehende Dermatose, besonders an Handrücken, Fingern und Skrotum.

Behandlung mit Galvanokauter, Elektrolyse, CO_2-Schnee mit folgender Röntgen- oder Radiumstrahlung (s. bei Warzen S. 610).

Angiom s. bei Naevi S. 582.

Angulus infectiosus (Perlèche), Faulecke. Mehr oder weniger tiefe Rhagade im Mundwinkel. hartnäckig infolge Infektion mit pyogenen Kokken; begünstigt durch üble Gewohnheit, den Mundwinkel zu belecken. Wichtig Differentialdiagnose gegen fissurierte syphilitische Papel (Spir. pall., WaR, sonstige Symptome von Lues!)

Mundspülen mit 1—2% H_2O_2-Lösung, Betupfen mit 2—5% Albargin- oder Arg.-nitric.-Lösung und Bestreichen mit Bor- oder Praecip.-Zinksalbe (5%). Vermeidung des Beleckens!

Anthrax (Pustula maligna), Milzbrand. Blaubräunliche Pustel, übergehend in einen mit Blasensaum umgebenen Schorf; Umgebung ödematös, Schmerz meist unbedeutend. Mikroskopisch Milzbrandbazillen; evtl. Mausimpfung.

Oft spontane Heilung bei Verband mit antiseptischer Lösung (Liqu. Alum. acet. u. Spirit. s. S. 538); Ruhigstellung. Salvarsannatrium oder Neosalvarsan (0,3—0,45) nützlich. Isolierung und Anzeigepflicht.

Aplasia pilorum intermittens s. Pili moniliformes S. 586.

Argyrosis, Silberflecke. Schiefergraue Verfärbung durch Silberkörnchen, an Haut und Schleimhäuten, lokal oder allgemein auftretend.

Therapie machtlos.

Arzneiausschläge, Toxidermien entstehen infolge von Überempfindlichkeit schon nach kleinen Mengen oder durch zu große Dosen und unzweckmäßigen Gebrauch; auch bei Säuglingen, deren Mütter Medikamente nehmen. Sie sind sehr vielgestaltig. Die häufigsten sind:

a) **Bromausschläge** gewöhnlich in Form der Bromakne, bei längerem Gebrauch auch in Form von knotigen eiterdurchsetzten Granulomen, besonders an den Unterschenkeln (Bromoderma tuberosum).

Aussetzen des Broms, 2—5% Resorzinpaste bei Akne, Umschläge und Verbände mit Liqu. Alum. acet. bei Bromoderma, in hartnäckigen Fällen bei größeren Tumoren auch Röntgen (10 x bei 1 mm Filter).

b) **Chloracne, Chlorfinnen.** Gewerbliche Dermatose durch Chlordämpfe, hartnäckig, der Acne vulgaris ähnlich.

Behandlung wie bei dieser; Aussetzen der Arbeit.

c) **Jodausschläge** meist in Form der Jodakne neben Schnupfen und Konjunktivalreizung, seltener als bullöses und hämorrhagisches (Purpura), noch seltener als tuberöses Exanthem (Jododerma tuberosum).

Behandlung wie bei Bromausschlägen.

d) **Jodoformexanthem** ähnlich der vesikulösen Hg-Dermatitis.

Behandlung wie bei dieser.

e) **Quecksilberausschläge** entstehen nach äußerem und innerem Gebrauch. Wichtiger als die Folliculitis (Acne) mercurialis, die auf Talkumpuderung zurückgeht, sind die Erytheme oder Erythrodermien, die, in den Gelenkbeugen beginnend, oft universell werden und dann schwere Erkrankungen darstellen. Bläscheneruption und Ödem und im Gefolge großlamellöse Schuppung vervollständigen das Bild. Daneben Enteritis und Albuminurie bzw. Nephritis häufig.

Behandlung: Aussetzen des Hg, Rizinusöl zur Entfernung des intestinal ausgeschiedenen Hg, Diuretica. Puderung mit Talkum, Zinköl, Tumenol- oder Schwefeltrockenpinselung (5%), ev. Tumenolpaste, keine feuchten Umschläge, Entfernung von Hg-Salben durch Benzin und Watte. Mundspülen mit 1% H_2O_2-Lösung, Darmirrigation mit 0,5proz. warmer Tanninlösung, evtl. Opium.

f) **Arsenausschläge** treten in Form von As-Melanose, As-Keratose besonders an Hand- und Fußflächen, ferner als zosterartige und bullöse Exantheme (As-Zoster) und schmerzhafte Erytheme (Hacken und Handflächen bevorzugt) mit folgender lamellöser Schuppung auf.

Behandlung mit Puder, Zinköl, 1—2proz. Salizylsalbe; bei Keratose auch Röntgenstrahlung (3 x 6 BW oder 5 x 0,5 mm 3mal jeden 10.—12. Tag).

g) **Salvarsanexantheme** entsprechen zum Teil den As-Ausschlägen, daneben kommen allgemeine exfoliierende, zum Teil blasige und nässende schwere fieberhafte Erythrodermien vor, die nicht leicht von Hg-Exanthemen zu unterscheiden sind; oft erst 8—10 Tage nach der Einspritzung (Spätexantheme) und gleichzeitig Angina.

Behandlung wie bei As und Hg-Exanthemen, ev. Röntgenstrahlung wie beim Ekzem.

Auch nach vielen anderen Medikamenten, wie Antipyrin, Chinin, Salizylsäure, Copaivabalsam, Sandelöl, Chrysarobin, Teer usw., kommen Ausschläge vor. Behandlung: Aussetzen, Puder, Zinköl oder Zinksalbe.

Eine als **Acne cornea, Pechhaut** benannte **follikuläre Hyperkeratose** wird durch Pech, Schmieröl, schlechte Vaseline, Teeröl besonders im Krieg (schlechte Ersatzmittel!) öfters bewirkt und kann sogar an Pityriasis rubra pilaris erinnern; daneben eigenartige Melanodermie.

Behandlung mit Salizyl-, Resorzin-, Schwefelsalbe, ev. 10proz. Formalinlösung und Röntgenstrahlung (3 x mehrfach). Auch Kal.-perm.-Bäder sind nützlich.

Atrophie s. Hautatrophie S. 572.

Aufgesprungene Hände, Folge von Kälte-, Wasser-, Seifeneinwirkung usw.

Waschverbot oder kurzes Waschen mit warmem Wasser und milder überfetteter Seife. Nach dem Waschen Einreiben mit einigen Tropfen Glyzerin (ev. mit Zusatz von 1% Choralhydrat), Byrolin, Kaloderma, Eucerin- oder Lanolincreme, besonders abends und darüber Handschuhe anziehen. Bei stärkeren Graden

1% Salizylsalbe (Eucerin oder Ung. Vasel. plumbic. Eucerin aa). Weite warme Wollhandschuhe im Winter!

Aufgesprungene Lippen, Folge von Belecken, Kälte, scharfem Mundwasser usw.

Einfetten mit weißer Lippenpomade (Stangen), Eucerin ev. mit 1% Ichthyol, Salizylsäure oder Resorzin. Irritierende Mundwässer fortlassen! Lippen nicht belecken!

Balanitis s. bei Geschlechtskrankheiten S. 611.

Blastomykose, Sproßpilzkrankheit. Tuberkuloseähnliche Knoten und Wucherungen, verursacht durch Hefepilze.

Behandlung geschieht mit Jodkali (große Dosen) und Röntgenstrahlen (10 x 1 mm oder 20 x 4 mm Filter); ev. Vakzine.

Boecksches Sarkoid s. bei Tuberkulose S. 603.

Bromexantheme s. Arzneiexantheme S. 551.

Callus, Schwiele und **Clavus, Leichdorn, Hühnerauge** entstehen durch langdauernden Druck und reaktive Hyperkeratose, letzterer mit zentralem Hornzapfen, oft sehr schmerzhaft.

Warme Seifenbäder, 10% Salizylsäuretriko- oder Guttaplast; empfehlenswertes fertiges Präparat ist Cornilin (Beiersdorf). Beim Clavus außerdem Hühneraugenkollodium (Rez. Nr. 43, S. 534), auch Ätzung mit Trichloressigsäure. Gute Erfolge gibt CO_2-Schnee (10—30″) und folgende Röntgenbestrahlung (12x bei 1 mm oder 20 x bei 4 mm Filter), evtl. auch Radium. Nachbehandlung mit Salizylsalbe (2—5%). Vorübergehend hilft Beschneiden und Tragen von Hühneraugenringen (Beiersdorf). Sorge für gutsitzendes, genügend weites Schuhwerk.

Cancroid, Carcinom s. bei Epitheliom S. 569.

Chloasma, Braunfleckung. Behandlung s. Epheliden S. 568.

Chloracne s. bei Arzneiausschlägen S, 551.

Combustio, Verbrennung. Man unterscheidet drei Grade: Erythem, blasige Dermatitis und Verschorfung (Nekrose). Bei größerer Ausdehnung schwere Allgemeinerscheinungen (Chock, Intoxikation). Wird mehr als $^1/_3$ der Körperoberfläche betroffen, Prognose zweifelhaft.

In leichten Fällen 3—5 proz. Borsalbe (Byrolin) und Dermatol oder Brandliniment (Aqu. calc. Ol. lini aa 100,0, evtl. mit 0,1 Thymolzusatz); auch Bardelebens Brandbinde. Bei großen Schmerzen vorher Aufstreuen von Anästhesin oder Zykloform. Ferner Kühlsalbe (Rez. Nr. 19, S. 531), Vioform-, 20—30 proz. Naftalansalbe und zur Überhäutung 2 proz. Pellidolsalbe. Für schwerere Fälle s. unter Chirurgie.

Comedonen, Mitesser s. Acne vulgaris S. 546.

Condylomata acuminata s. Papillome bei Geschlechtskrank heiten S. 631.

Congelatio, Erfrierung und **Perniones, Frostbeulen.** Auch hier drei Grade ähnlich wie bei Verbrennung, nämlich Hyperämie (nach anfänglicher Blässe), Blasenbildung und Nekrose besonders an den peripheren Teilen (Ohren, Nase, Finger, Zehen). Nach längerer Einwirkung mäßiger, bei besonders Disponierten — Skrofulose — selbst geringer Kälte blaurote Färbung (Akrozyanose) mit Neigung zu Ödem und periphebitischen Knoten (Frostbeulen), die ulzerieren können; daneben Juckreiz und Brennen.

Bei akuten Erfrierungen vorsichtiges und allmähliches Erwärmen, Hochlagern und Salbentherapie, ähnlich wie bei Verbrennung (s. auch Chirurgie).

Bei Akrozyanose und Pernionen warme weite Handschuhe und Stiefel, heiße Hand- und Fußbäder mit Eichenrinde, Alaun oder Chlorkalk (1 Eßlöffel auf 1 Waschschüssel), Kal. perm., Wechselbäder (s. S. 537). Einreibung bzw. Massage mit 2 proz. Salizyl-, 5—10 proz. Ichthyol- oder 10 proz. Kamphersalbe, 3—5 proz. Tanninglyzerin (Acid. tannic. 1,5 Glyc. pur. ad 50,0), Jeßners Frostmitin; darüber nachts Handschuhe. Auch Heißluftbehandlung (in Heißluftkästen oder mit dem Föhn) günstig, ebenso heiße Sandbäder. Bei ulzerierten Pernionen feuchte Verbände mit Liqu. Alum. acet., Arg.-Perusalbe, Pellidolsalbe. In hartnäckigen Fällen Eisenelarson usw.

Crusta lactea, Milchschorf s. Kinderekzem S. 567.

Dariersche Krankheit, Psorospermosis follicularis vegetans. Sehr seltene mit derben gelben bis dunkelbraunen borkenbedeckten Knötchen beginnende Krankheit; durch allmähliche Vergrößerung und Konfluenz der Knötchen entstehen große rauhe Plaques und an Berührungsstellen zweier Hautflächen übelriechende Wucherungen. Bevorzugt sind Gesicht, Kopf, Brust, Rückenrinne, Seitenflächen des Rumpfs, Genitalien, Leisten, Achseln (ähnlich wie beim Eczema seborrhoicum).

Bäder mit Kal. perm. oder Schwefel (s. S. 536); Salizyl-, Resorzin- und Schwefelsalben (auch kombiniert). Daneben Röntgenbestrahlung (3 x 5 BW, gewucherte Herde auch 5 x 0,5 mm Al. mit 10 täg. Pause); ferner Überstreichen mit dem Pacquelin empfohlen.

Decubitus, Druckbrand. Bei Schwerkranken bes. Nervenkranken (Myelitis usw.) auftretende Druckgeschwüre am Kreuz, Fersen usw.

Wichtig Prophylaxe, die in Verhütung dauernden Drucks auf gefährdete Stellen (Lagewechsel, Luftkissen, Wasserkissen), Reinlichkeit und Hautpflege besteht; Waschung mit Kamillentee, essigsaurer Tonerde, Kampferwein, Puderung und Einfetten mit Bor- oder Zinksalbe. Bei Geschwüren Reinigung durch Verband mit Vin. camphorat; Liqu. Alum. acet. (1:8 Wasser), später 2 proz. Pellidol- oder Argentum-Perusalbe (1,10%). Bäder mit Kal. permang. und ev. Hebrasches Wasserbett (s. S. 537).

Dermatitis acuta oder **arteficialis** s. bei Ekzem S. 560.

Dermatitis exfoliativa generalisata s. bei Erythrodermien S. 571.

Dermatitis exfoliativa infantum, Rittersche Krankheit. In den ersten Lebenswochen auftretende sich rasch ausdehnende Hautröte mit großlamellöser Schuppung und gelegentlicher Blasenbildung. Meist Fieber und häufig Exitus. Wohl dem Pemphigus neonat. (Schälblasen) verwandt.

Schwefelbäder alle 2—3 Tage. Zinköl evtl. mit 1—2 proz. Salizylzusatz, 3 proz. Borzinkpaste oder 2% Salicylsalbe, Puder.

Dermatitis herpetiformis Duhring, Duhringsche Krankheit. Eine seltene, durch Chronizität, heftiges Jucken, Polymorphie der Eruptionen und oftmals gleichzeitig bestehende nervöse Reizbarkeit charakterisierte Erkrankung mit Erythemen, Quaddeln, verstreut oder gruppenförmig angeordneten Bläschen, selten größern pemphigusähnlichen Blasen einhergehend; daneben viel Kratzspuren und flächenhafte Pigmentierung; zeitweiliges Zurückgehen der Erscheinungen und schubweise Rezidive.

Innerlich Arsen (Elarson), Chinin, Brompräparate, Schlafmittel, ferner Blutwaschungen oder Seruminjektionen (S. 543). Gegen das Jucken äußerlich 10% Tumenolschüttelmixtur oder Paste, Sol. lithanthrac. aceton., Thymolmentholanthrasolspiritus (1, 2, 3%). Außerdem Bäder mit Kal. permang. und besonders Schwefel und Röntgenbestrahlungen (3 x 5 BW 3 mal mit 10 tätigem Intervall). Reizlose evtl. mehr vegetarische Diät.

Dermatitis papillaris nuchae, s. Aknekeloid S. 547.

Dermatomykosen (Epidermidomykosen), **Pilzflechten.** Sind exogene, durch Fadenpilze (Muzedineen) verursachte, gewöhnlich in der Hornschicht der Epidermis und ihrer Anhangsgebilde (Haare und deren Wurzelscheiden, Nägel) lokalisierte Erkrankungen, die z. T. (tiefe Trichophytie, Favus) die Reaktionsfähigkeit der Haut verändern (Trichophytin bzw. Favinreaktion). Zu ihnen gehören der Favus, die verschiedenen Formen der Trichophytie, das Eczema marginatum, die Mikrosporie, die Pityriasis versicolor und das Erythrasma.

Für die Diagnose entscheidend ist der mikroskopische Nachweis der Pilze, der sehr einfach ist und nie versäumt werden sollte. Schüppchen vom Rande der Herde, Haare, Skutulabröckel, Nagelpartikelchen werden in 10—15 proz. Kalilaugenlösung gebracht, mit Deckglas bedeckt, über kleiner Flamme vorsichtig leicht erwärmt. Dann Tupfen auf das Deckglas mit Glasstab oder Nagel, damit die Stückchen sich glatt ausbreiten. Sorgsames Suchen bei starkem Trockensystem (6 Leitz) und Abblendung; septierte z. T. verzweigte oder netzartig angeordnete Fäden und runde oder ovale Sporen treten dann deutlich hervor (mitunter erst nach 5—10 Minuten!). In zweifelhaften Fällen Kultur auf Sabourauds Glykose- oder Maltoseagar.

Die Behandlung geschieht mit den sog. antiparasitären Mitteln, von denen eine kleine Anzahl (Tct. jodi, Chrysarobin, Anthrarobin, Schwefel, Pyrogallol, Resorzin, Salizylsäure) neben Liqu. Alum. acet. (+ Spiritus) und Epilation (Röntgen, Haarpinzette) völlig ausreichen.

a) **Favus, Dermatomycosis favosa, Schorfpilzflechte.** Chronische durch Achorion Schoenleini (Schorfpilz) bedingte, meist allein auf den behaarten Kopf beschränkte und gewöhnlich im jugendlichen Alter beginnende Krankheit. Kennzeichnend sind die gelben trockenen peripilären etwa linsengroßen Scheiben oder Schildchen (Scutula), die aus Reinkulturen von Achorion (zahllosen Sporen und knorrigen Fäden) bestehen. Außer dieser Form gibt es noch einen Favus squamosus, d. h. eine lediglich schuppende Form, wobei die Haare grau bestäubt und von Pilzen durchsetzt sind; charakteristisch Geruch nach Mäusen. Am Körper nur selten Skutulabildung, meist schuppende ring- oder scheibenförmige, psoriasiforme Herde, ähnlich denen der Trichophytia superficialis.

Favus der Nägel, Onychomycosis favosa, kenntlich an grauen, evtl. gelblichen Massen, erst subungual, dann auch in der Nagelplatte (Pilzbefund!); sehr hartnäckig und schmerzlos. Favus ist im Rheinland nicht ganz selten.

Das souveräne Mittel ist die Röntgenepilation. Vorauszugehen hat Kurzschneiden der Haare, Abweichen der Skutula usw. mit 5—10 proz. Salizylöl oder 5—10 proz. Salizylvaseline während 24 Stunden (1 mal erneuern), dann heiße Seifenwaschungen, Schutzverband zur Verhütung von Übertragung; deshalb auch Krankenhausaufnahme ratsam. Nun Röntgenbestrahlung in 7 (bei kleinen Kindern 5) Stellungen mit 8—10 x bei 0,5 mm Al.-Filter auf den ganzen behaarten Kopf. Danach entweder Bepinseln mit Zinkleim und fester Schutzverband; Ablösung nach etwa 3 Wochen, wobei die Haare mit abgehen. Oder Verband mit 10 proz. Schwefelsalbe oder Bepinseln mit 10 proz. Pyrogallolspiritus oder verdünnter Jodtinktur (Tct. Jodi 1,0, Spirit. [60 proz.] 3,0) täglich; der Haarausfall erfolgt nach 16 bis 21 Tagen und muß durch mechanische Epilation an den Rändern unterstützt werden. Sorgfältige Pilzkontrolle (alle 8—14 Tage) und langdauernde Nachbehandlung mit verdünnter Jodtinktur, Pyrogallusspiritus und Salizylschwefelsalbe zur Verhütung von Rückfällen. Etwa $2^1/_2$ Monate nach der Bestrahlung beginnt der Nachwuchs der Haare; wo er zögert, evtl. Quarzlampe oder Höhensonne.

Der Favus der lanugobehaarten Haut heilt leicht mit verdünnter Tct. jodi oder Schwefelsalbe (10 proz.).

Bei Nagelfavus Kurzschneiden der erkrankten Nägel, Abkratzen und Abfeilen der kranken Teile, heiße Lokalbäder mit

Seife oder Sublimat (1 : 2000—1000); tägliches Bepinseln mit verd. Tct. jodi, 10 proz. Pyrogallolspiritus, 10 proz. Chrysarobinchloroform und Röntgenbestrahlung (10 x bei 0,5 mm). Extraktion der erkrankten Nägel dabei meist vermeidbar.

b) **Trichophytie und Eczema marginatum, scherende oder Scherpilzflechte.** Die Trichophytie tritt entweder als oberflächliche Erkrankung auf (Trichophytia superficialis oder Herpes tonsurans) und bildet dann rote peripher wachsende kreisrunde Scheiben, die mit Schüppchen und mitunter randständigen Vesikeln bedeckt sind, oder aber sie verursacht tiefere Entzündung in Form von tiefen knotenförmigen schnell entstehenden Infiltraten (Trichophytia profunda) oder erhabenen entzündlichen granulomatösen Scheiben (Kerion Celsi). Die schnell wachsenden Scheiben der Trichophytia superficialis jucken meist und sind oft lebhaft rot, sie kommen in der Einzahl oder Mehrzahl vor, können konfluieren und zentral abheilend Ringe und bandartige Figuren bilden; auch konzentrische Kreise kommen vor (ähnlich wie bei tropischer Tinea imbricata). Für den Pilznachweis ist wichtig, Schuppen randständig durch Schaben mit Skalpell vom Zentrum nach der Peripherie hin zu entnehmen! Vorkommen im Gesicht und an der Körperhaut, auch in der Bartgegend des Mannes. Die tiefe Trichophytie der Bartgegend wird auch als Sycosis parasitaria bezeichnet, sie macht öfter große tumorartige und sehr schmerzhafte Knoten, die auch abszedieren und aus zahlreichen Poren und Fisteln Eiter entleeren können, ebenso wie das Kerion Celsi der Kopfhaut. Mitunter entstehen auch auf der lanugobehaarten Haut (Nacken, Unterarme) tiefe kerionartige Trichophytien. Bei den tiefen Formen ist der Pilzbefund mitunter schwieriger und gelingt am besten in Haarstümpfen. Die Nageltrichophytie (Onychomycosis trichophytica) ähnelt der favösen Erkrankung. Wichtig ist auch die Kenntnis der sehr hartnäckigen interdigitalen Trichophytie sowie der an Handflächen und Fußsohlen lokalisierten (umschriebene scharfbegrenzte Herde, Pilzbefund); an Händen und Füßen kommen auch einem dyshidrotischen Ekzem ähnliche uncharakteristische Erkrankungen vor, die nur durch sorgsames Suchen nach Pilzen (Trichophyton oder Epidermophyton) erkennbar sind.

Eine besondere Abart stellt die Trichophytia ekzematosa (Ekzema marginatum), ekzemartige Scherflechte dar, welche unter dem Bilde eines sehr hartnäckigen intertriginösen Ekzems in den Leisten, an der Innenseite der Oberschenkel, in den Achseln, unter den Mammae, zwischen Zehen und Fingern usw. vorkommt und gerötete, scharf und bogig begrenzte, z. T. große Scheiben bildet (nicht selten unter feuchten Umschlägen entstehend).

Verursacht werden die Trichophytien durch verschiedene Arten des Trichophyton tonsurans (crateriforme, gypseum, acuminatum, violaceum usw.), die sich durch kulturelle Merkmale und ihr Verhalten zu den Haaren (endothrix, ektothrix) unterscheiden; der Erreger des Ekzema marginatum ist ein ähnlicher Pilz, das Epidermophyton inguinale.

Die **Trichophytia superficialis**, oberflächliche Scherflechte, ist meist in 1—2 Wochen heilbar durch tägliche energische Einreibung der Herde und ihrer Umgebung mit verdünnter Tct. jodi (Tct. jodi 5,0, Spir. vin. [60%] 15,0) mittels Wattepinsel; bei Reizung (selten) 2—3 Tage aussetzen, dann fortfahren; inzwischen Puder und schwache Resorzinpaste (2- bis 5%) oder Salicylschwefelsalbe (1,10%). Die verdünnte Jodtinktur färbt wenig und kann auch im Gesicht verwandt werden; sonst 1 proz. Sublimatbenzoetinktur täglich 1 mal. Empfehlenswert ist ferner 10 proz. Pyrogallusspiritus; außerdem wird die Arningsche Tinktur (Anthrarobin 1,0, Tumenol 4,0, Äther 15,0, Tct. benzoes ad 30,0) gerühmt; diese etwas modifizierte Formel ist wenig reizend und besonders für intertriginöse Stellen (Genital-, Anal-, Interdigitalfalten, Leisten, Achseln) geeignet. In hartnäckigen Fällen ist ferner $^1/_8$—1 proz. Chrysarobinpaste ein vortreffliches Mittel.

Bei tiefer Trichophytie, tiefer Scherflechte, ist Liqu. Alum. acet. allein oder mit Spiritus ein vorzügliches Mittel (1 Löffel Liqu. Alum. auf 5—6 Löffel Wasser oder 1 Löffel Liqu. Alum. und 1 Löffel Alkohol auf 4—5 Löffel Wasser); mit dieser stark antiseptischen Lösung werden Verbände oder Umschläge gemacht, über welche zur Steigerung der Wirkung heiße Breiumschläge (Leinsamenkissen) kommen; hierdurch werden die Schmerzen gelindert und die Entzündungserscheinungen zum Rückgang gebracht. Daneben bei Sycosis parasitaria Röntgenepilation (8—10 x bei 0,5 mm Filter in 4 Stellungen [Mundgegend, Unterkinngegend, beide Wangen]); auch bei oberflächlicher Trichophytie der Bartgegend ist sie empfehlenswert, um nachfolgende tiefe Trichophytie zu verhüten, ebenso bei Kerion Celsi, tiefer Trichophytie der Körperhaut und hartnäckiger Trichophytie der Hände und Füße anzuraten. Entfernung aller Haare ist wesentlich, daher Nachhelfen mit der Epilationspinzette erforderlich; vorher werden sie durch Abschneiden kurz gehalten (nicht Rasieren!).

Auch hier ist Pilzkontrolle und Nachbehandlung mit Salizylschwefelsalbe (1,10%) oder 2—5 proz. Resorzinsalbe anzuraten.

Bei tiefer Trichophytie kann zur schnelleren Erreichung der Immunität ferner eine spezifische Therapie in Form intradermaler Injektion von 0,25, 0,5, 1 ccm und mehr Trichophytin (Pilzextrakt) angewandt werden, besonders in hartnäckigen Fällen; hierbei kann hohes, schnell vorübergehendes Fieber neben großer Quaddel (mitunter mit folliculären Bläschen darauf) entstehen. Diese Intradermoreaktion ist nur bedingt diagnostisch verwertbar, da sie in geringeren Graden auch bei anderweitig Erkrankten und Gesunden vorkommt.

Das Ekzema marginatum wird wie die oberflächliche Trichophytie behandelt, ev. auch mit Röntgenstrahlen (8 bis 10 x 0,5 mm), die Nageltrichophytie wie der Nagelfavus (s. S. 556).

Vorsicht wegen der Gefahr der Übertragung, besonders in den Rasierstuben, im Umgang mit krankem Vieh und mit Prießnitzumschlägen (desinfizieren)!

c) **Trichophytia tonsurans capillitii (Megalosporie) und Mikrosporie, großsporige, kleinsporige Kopfscherflechte.**

Bei Megalosporie mehrfache oder zahlreiche kleine rundliche Herde, in deren Bereich meist die Haare ganz oder dicht über der Haut abgebrochen sind; daneben Schuppung. Wenig in die Augen fallende und daher leicht übersehbare Affektion, die fast nur Kinder befällt und epidemieartig auftreten kann. Haarstümpfe, die man suchen und mit Pinzette herausheben muß, vollgepfropft mit großen Sporen (endothrix).

Die Mikrosporie, seltene, ab und zu auch im Rheinland vorkommende ansteckende, in Schulen, Pensionaten (Klöstern) epidemieartig sich ausbreitende Krankheit, ist meist leichter erkennbar, da sie in wenigen großen runden oder ovalen grauen wie bestaubten Herden auftritt. Haare 3—5 mm über der Kopfhaut abgebrochen, von grauer Scheide umgeben; letztere besteht aus unzähligen kleinsten Sporen (ektothrix). Verursacht wird die Mikrosporie durch Microsporon Audouini, seltener Microsporon lanosum u. a., die Megalosporie durch Trichophyton acuminatum, crateriforme u. a.

Die Therapie ist dieselbe wie die beim Kopffavus (S. 556) beschriebene, Röntgenepilation usw. Isolierung oder gut abschließender Schutzverband, mit dem die Kinder auch die Schule besuchen können, notwendig. Sorgfältige Nachbehandlung mit 10proz. Pyrogallusspiritus oder -Salbe und langdauernde Überwachung (Pilzkontrolle!).

d) **Pityriasis versicolor, Braunpilzflecke.** Kleinere und größere, mitunter follikuläre, oft konfluierende gelbliche bis dunkelbraune Flecke an der Brust- und Körperhaut, selten auch den Extremitäten. Unterscheidung gegen Pigmentflecke durch Kratzen mit dem Fingernagel, wobei die kleienförmige Schuppung deutlich hervortritt. Kommt besonders häufig bei stark schwitzenden Menschen vor, z. B. Tuberkulösen. Erreger ist das Microsporon furfur (Braunpilz), das massenhaft in den Schüppchen nachweisbar und an den rundlichen Haufen glänzender Sporen mit peripher gelegenen gekrümmten Fäden leicht erkennbar ist.

Zur Behandlung der unbedeutenden Affektion empfiehlt sich am meisten 5—10proz. Salizyl- oder Salizylresorzinspiritus mit 10% Glyzerinzusatz; auch verdünnte Jodtinktur (1:3 Spiritus) und konz. Boraxlösung (2 mal täglich einzureiben) wird empfohlen. In hartnäckigen Fällen ganz schwache Chrysarobinzinkpaste (1 : 2—1000). Ferner Schwefelbäder ratsam. Lange Nachbehandlung mit Salizyl- oder Resorzinspiritus zur Verhütung von Rezidiven notwendig.

e) **Erythrasma, Kleinpilzflecke.** Sehr chronische, therapeutisch schwer zu beeinflussende Affektion, die meist an den Innenflächen beider Oberschenkel, entsprechend den Berührungsflächen des Skrotum, seltener in der Achselgegend oder anderswo sitzt und durch bräunliche bis braunrötliche, scharfbegrenzte, leicht schuppende, wenig oder nicht juckende Scheiben charakterisiert ist. Ursache Microsporon minutissimum, das viel kleiner als Microsporon furfur und in 15% Kalilauge nachweisbar ist.

Die Therapie ist dieselbe wie bei der Pityriasis versicolor, ferner Arningsche Tinktur (s. S. 558) oder 30proz. Kalomel- oder 3 bis 5proz. β-Naphtholsalbe.

Dermatomyome s. bei Naevi S. 582.

Duhringsche Krankheit s. Dermatitis herpetiformis S. 555.

Dyshidrosis s. bei Ekzem S. 566.

Ecthyma vulgare s. Pyodermien S. 594.

Ecthyma terebrans (gangraenosum), Lochschwären. Seltene pustulo-ulzeröse besonders an Gesäß, Kreuz und Rücken auftretende Erkrankung mit tiefen wie ausgestanzten lochartigen Geschwüren bei tuberkulösen oder schwächlichen Kindern, z. T. durch Streptococcen-, Pyozyaneusinfektion usw., z. T. durch Tuberkulose verursacht.

Gute Ernährung und Pflege, täglich warme Bäder mit Kal. permang. oder Schwefel (s. S. 536); feuchte antiseptische Verbände (Liqu. Alum. acet., $^1/_2$proz. Arg.-nitr.-Lösung), dann Salizylschwefelsalbe (1,10proz.) oder Zinnobersalbe (Rez. Nr. 23, s. S. 531); auch Pudern mit Dermatol manchmal ausreichend, evtl. Autovakzine.

Ekzem und **Dermatitis arteficialis (Bläschenflechte** und **Hautentzündung).** Unter Ekzem werden auch heute noch zahlreiche unter verschiedenen Bildern auftretende, meist durch punktförmige Einzeleffloreszenzen charakterisierte Hautentzündungen von akutem oder chronischem Verlauf zusammengefaßt. Man unterscheidet ein akutes und chronisches Ekzem und rechnet zu ersterem gewöhnlich auch die durch bekannte äußere Ursachen (scharfe Chemikalien, Seife, Hitze, bestimmte Blumen, wie Primeln, Meerzwiebeln, Giftsumach usw.) hervorgerufenen Dermatitiden, die ekzemähnlich verlaufen. Das Ekzem ist sehr vielgestaltig und durch mehr oder weniger starkes Jucken, Rötung und Schwellung, Aufschießen kleiner Bläschen, Auftreten von kleinen Krusten und nässenden Stellen, die als kleine Erosionen (Ekzemporen) beginnen und durch Konfluenz sich flächenhaft ausdehnen können, ferner durch Infiltration und Schuppenbildung charakterisiert. Bei akuten Ekzemen und Dermatitiden können Schwellung und Ödem sehr beträchtlich sein (Ähnlichkeit mit Erysipel) und auch größere Blasen entstehen; beim chronischen Ekzem ist die Rötung meist geringer, dafür eine mehr oder minder erhebliche Infiltration vorhanden, die mit Bläschen- und Krustenbildung oder auch nur mit Schuppung einhergeht. Während gewöhnlich dem Ekzem eine scharfe Begrenzung fehlt und es sich diffus in die umgebende Haut verliert, gibt es auch schärfer abgesetzte scheibenförmige oder nummuläre (sog. parasitäre) Ekzeme, die Trichophytien sehr ähneln (Unterscheidung durch Pilznachweis!). Je nach der Körpergegend ist das Ekzem verschieden; so zeigt das Ekzem des Kopfes oft dicke Krusten, das der Hände und Füße schwielige, oft scharf begrenzte Infiltrationen (Ähnlichkeit mit palmaren und plantaren Syphiliden!), das der Gelenkbeugen Lichenifikation (Ähnlichkeit mit Neurodermitis!).

Verschlimmert werden Ekzeme häufig durch Kratzen und hierdurch zugleich sekundär mit pyogenen Kokken infiziert oder impetiginisiert, wodurch Pusteln und dicke eitrige Krusten entstehen. Viele Ekzeme, besonders solche mit starkem Juckreiz, neigen zu häufigen Rezidiven, wofür eine besondere Disposition (Diathese) verantwortlich gemacht wird; aber auch immer sich wiederholende Hautschädigungen führen zu chronischen Ekzemen (Gewerbedermatosen). Ekzeme kommen in allen Lebensaltern vor und spielen schon in der Kindheit eine große Rolle.

Die Ätiologie des Ekzems ist bei dieser weiten Fassung des Krankheitsbegriffs keine einheitliche. Für viele akute Ekzeme und Dermatitiden läßt sich eine äußere Schädigung nachweisen (chemische, thermische, mechanische, aktinische, bakterielle usw. Reizung), deren Ausschaltung für die Heilung wesentlich ist; aber auch dabei ist eine individuelle Veranlagung meist vorhanden, da gewisse Menschen bald, andere erst spät, wieder andere gar nicht auf die Mehrzahl dieser Reize erkranken. Für zahlreiche chronische Ekzeme ist die Annahme einer besondern Hautbeschaffenheit oder allgemeinen Diathese noch notwendiger, die in Stoffwechselstörungen (Nährschäden besonders bei Säuglingen, Diabetes, Gicht, Nieren-, Leberleiden usw.) bestehen kann.

Bei allen Ekzemkranken ist auf innere Störungen zu achten und der Urin auf Eiweiß und Zucker zu untersuchen. Ferner muß besonders bei impetiginisierten Ekzemen auf Pediculi, Milben gefahndet werden.

Außer den Ekzemen mit besonderer Lokalisation (Kopf, Gesicht, Hände, Genitalien usw.) werden die Kinderekzeme und anhangsweise die Neurodermitis chronica und das seborrhoische Ekzem besonders besprochen.

1. Allgemeine Regeln und innere Behandlung (Diät).

Die Therapie des Ekzems gilt als schwierig, ist aber doch dankbar, besonders seit Einführung der Röntgenstrahlung. Nicht nur in akuten, sondern auch chronischen Fällen ist die Reizbarkeit (Irritabilität) der Haut wohl zu beachten und mit milden Mitteln zu beginnen und erst allmählich zu stärkeren überzugehen; der Verstoß gegen diese Regel erklärt viele Mißerfolge mit sonst bewährten Mitteln. Gewöhnlich kommt man mit wenigen Medikamenten, deren Wirkung man gut kennt, aus; durch zu häufigen Wechsel wird auch hier mehr geschadet als genützt. Bei subakuten und chronischen Ekzemen wenden wir fast stets die Röntgenbehandlung an (3 x ohne Filter 3 mal mit 10 tägigem Intervall).

Innere Mittel haben meist wenig Erfolg und Bedeutung. Bei chlorotischen oder geschwächten Individuen ist As und Eisen (Elarson, Eisenelarson, Dürckheimer Quelle s. S. 542) ratsam. Ichthyolpillen oder Ichthalbin können mitunter nützen. Innere Leiden (Diabetes, Gicht, Nieren-, Leber-, Magen- und Darmleiden, Asthma, Fettsucht) sind sorgsam zu behandeln. Bei schweren und sehr hartnäckigen Ekzemen ist die Diät zu regeln: scharfe Gewürze, stark gesalzene und stark saure Speisen, Abusus von Alkohol und Tabak, zu reiche und zu fette Kost sind zu meiden. Heiße Räume, zu warme, bes. wollene Wäsche, Schwitzen und Scheuern der Kleider sind schädlich. Mehr vegetarische Kost und Aufenthaltswechsel (See- oder Höhenklima) wirken besonders bei stark pruriginösen chronischen (diathetischen) Ekzemen manchmal ausgezeichnet.

Örtliche Behandlung. Nach örtlichen Schädlichkeiten (reizenden Seifen, Salben und Medikamenten, Pflanzen, gewerblichen Einflüssen usw.) ist sorgfältig zu fahnden; sie sind sofort auszuschalten und ev. durch vorsichtiges Abtupfen mit Öl, mildem Creme oder Benzin zu entfernen; äußere Reize, vor allem auch Waschen mit Wasser und Seife sind fernzuhalten. Bei allen akuten und reizbaren Ekzemen Waschverbot! Reinigung nur mit Ol. olivar., Mitincreme, Ung. leniens, Eucerincreme usw.

Bei akuter Dermatitis bzw. Ekzem ist am mildesten Puderbehandlung (ev. Puderbett bei ausgedehnter Dermatitis) mit Talkum oder Zinktalkumpuder (s. S. 529); bei starkem Juckreiz kann daneben vorsichtig mit schwachem Thymolmentholspiritus ($^1/_4$, 1 %) betupft werden. Bei stärkerer Spannung verwendet man Zinköl oder Zinklotio (Rez. 32, 34, S. 533); ein Mittel, das schon früh vertragen wird und beiden zugesetzt werden kann (Rez. 37 u. 38, S. 534), ist das Tumenolammonium, welches milde und juckstillend wirkt. Als Schutz gegen äußere Schädigung Mullverband (nicht Watte); auch Papierbinden brauchbar. Sind Entzündung, Spannung und Schmerzhaftigkeit groß und gar Exsudationen (Bläschen, Krusten) vorhanden, so sind feuchte Umschläge oder feuchte Verbände mit 1‰ Salizylsäure-, 1 proz. Resorzin- oder 1 proz. essigsaurer Tonerdelösung (auch 3 proz. Borwasser) zur Behebung der Entzündung ausgezeichnet und trotz des Waschverbots erlaubt und nützlich, zugleich schmerzstillend und antiseptisch wirkend (s. S. 537). Bei sehr gereizten Ekzemen läßt man Umschläge $^1/_2$—1 Stunde 2 mal täglich, sonst einen feuchten Verband über Nacht ev. mehrere Tage lang (Technik s. S. 537) anwenden.

Ist der Reizzustand so gemildert, so geht man zur Pastenbehandlung über; gut verträglich und juckstillend ist eine 5—10 proz. Tumenol-Ammon.-Zinkpaste (Rez. 28 S. 532). Hierbei ist die vorsichtige Entfernung mit Öl, Eucerin oder gereinigtem Benzin (1- oder 2 mal täglich) vor allem wichtig, da sonst die Heilung gestört wird; wo Reste nicht leicht entfernbar sind, beläßt man sie und tut neue Paste darüber. Wo die Haut bei Pastenbehandlung zu trocken und spröde bleibt, wählt man weichere Paste (s. Rez. 26 S. 532 oder Pasta zinci c. Talc. par. Ung. paraff. aa) oder Salbe, die bei nässenden und krustösen Ekzemen besonders empfehlenswert ist. Die Salbe wird dick auf die Haut oder leinene oder Mullappen aufgetragen und ein richtiger Verband angelegt (s. S. 532). Als Salbengrundlagen dienen Lanolin, Vaselin oder beides aa, ferner vor allem für das Gesicht Zinkwismutsalbe (Rez. 22, S. 531), Ung. Vasel. plumb. besonders für Handflächen und Fußsohlen. Gute Salbengrundlagen sind ferner Laneps und Eucerin. Als Zusätze zu den Pasten und Salben sind zu empfehlen das milde Tumenol-Ammon. (5—10%, auch 2—3% bei starker Reizung), Naftalan (10—50%), Ichthyol (2—5%), Thigenol (2—5%). Der Praktiker kommt meist mit dem Tumenol-Ammonium gut aus und wird damit kaum schaden. Ist unter Pasten- (oder Salben-)behandlung die Entzündung gebessert, so wird die Infiltration am besten durch Röntgenbestrahlung oder Teer beseitigt.

Als Teerpräparate sind am angenehmsten Sol. lithanthrac. aceton. Sack, die neben Tumenolpaste angewandt werden kann, indem sie nach Entfernung der Paste durch Benzin aufgepinselt und nach dem Eintrocknen mit Paste überdeckt wird. Später läßt man die Paste fort und überpudert nur; gut sind ferner Anthrasol, ein farbloses Teermittel, das in 2—10% Salbe, und Liqu. carbon. deterg., das besonders in Schüttelmixtur (10%) beliebt ist, aber auch rein aufgepinselt werden kann. Nur bei sehr hartnäckigen Ekzemen wird man Tct. rusci (10%) oder Steinkohlenteer in Substanz aufpinseln; letzterer wirkt dabei öfters recht günstig, bildet eine trocknende Kruste, unter der die Infiltrate meist schnell schwinden; allerdings kann eine Teerfolliculitis die Folge sein.

Als treffliches Präparat wird auch das aus vielen Mitteln zusammengesetzte Balsam. Duret empfohlen, das rein (im

Wechsel mit milden Salben) oder als 10—30proz. Zusatz zu Zinkpaste angewandt wird (auch bei Gesichtsekzem der Kinder).

In sehr rebellischen Fällen wird man zu Wilkinsonscher Salbe (Ol. rusci 10,0, Sulf. praec. 20,0, Sapon. vir. 30,0, Vasel. flav. 40,0 = Ung. Wilkinson. modif.) oder schwacher Chrysarobinpaste ($^1/_{10}$—$^1/_2$—1 proz.) greifen. Auch Pyrogallol (5 bis 10 proz. Spiritus oder Salbe) ist gut wirksam.

Hartnäckig nässende Ekzeme werden durch Betupfen mit 2—5 proz. Arg. nitr.-Lösung ev. auch durch Umschläge mit 1 proz. Lösung neben Salbe oder Paste schneller trocken.

Unentbehrlich ist uns bei den meisten Ekzemen die Röntgenbehandlung geworden; nur bei akuten Dermatitiden und Ekzemen kleiner Kinder verzichten wir auf sie. Neben ihr kommen wir dann mit 2 proz. Salizylsalbe, Tumenolpaste oder Trockenpinselung aus; Teer (auch Sol. Sack) ist dabei meist entbehrlich.

2. Besondere Formen und deren Behandlung.

a) **Kopfekzeme** neigen zum Nässen, zur Krustenbildung und Verfilzung der Haare. Stets auf Pediculi fahnden! Außerdem auch trockne stark juckende Formen (der Seborrhoe und Neurodermitis nahestehend).

Krusten werden zunächst mit 2 proz. Salizylvaseline abgeweicht. Bei starkem Nässen Pinseln mit 2—5 proz. Arg.-nitr.-Lösung. Teer wird von der Kopfhaut schon früh vertragen, sowohl 2—5% Anthrasolsalbe als auch Sacksche Lösung; auch Seifenwaschungen verträgt die ekzematöse Kopfhaut oft gut. In hartnäckigen Fällen wirkt Teerschwefelsalbe (Anthrasol oder Ol. rusci 1,5, Sulf. praecip. 3,0, Vaselin oder Laneps ad 30,0) oder 5—10 proz. Pyrogallol- oder Teerspiritus gut. Bei krustösen (impetiginisierten) Ekzemen Salizylschwefelsalbe oder Zinnoberschwefelsalbe (Rez. 23 S. 531). Nachbehandlung mit spirituösen Kopfwässern (Rez. 57 u. 58 S. 550). Auch Anthrasol-Hg. praecip.-Salbe (je 2—5%) ist oft nützlich. Röntgenbestrahlung nur 1 bis 2 mal 3 x mit 10 tägigem Intervall, um Haarausfall zu vermeiden.

b) **Gesichtsekzeme** können trocken, vesiculös, nässend und impetiginisiert sein. Besonders hartnäckig sind periorale, Lippen- und Lidekzeme. Dabei auf reizende Mundwässer, Augentropfen (Atropin), Kosmetica fahnden; ferner auf Rhinitis und Mittelohrerkrankung!

Hier Waschverbot sehr wichtig. Reinigung nur mit Ung. leniens, Eucerin- oder Mitincreme. Bei akuten Formen 1‰ Salizylumschläge und milde Salben, z. B. Zinkwismutsalbe, ev. mit 2 % Tumenolammon. oder Thigenol. Bei weniger Schwellung und stärkerm Jucken 5—10 proz. weiche Tumenolpaste oder Trockenpinselung; letztere ist oft angenehmer und wird von manchen Patienten, die gegen Fett empfindlich sind, besser vertragen. Röntgenbehandlung (3 x 3 mal bei Abdeckung der Augen) sehr gut. Vorsichtiger Übergang zum Waschen, erst mit warmem Wasser und Borax- (1 Messerspitze Kaiserborax) oder Mandelkleiezusatz (S. 536). Bei hartnäckigen Formen Teer als Sol. Sack oder Anthrasolsalbe (s. oben).

Bei Ekzemen in der Umgebung des Mundes (Lippen) und der Nase ist gut wirkend und milde 2—4 proz. Ichthyolsalbe (s. Rez. 21 S. 531). Rhagaden an Mundwinkeln und Nasenschleimhaut ev. mit 5 proz. Albargin oder 2 proz. Arg. nitr. pinseln. Schwache Praec.-Anthrasolsalbe (2 proz.), 1 proz. Hydr. oxyd. flav.-Salbe, 3—5 proz. Tumenolsalbe ebenfalls oft günstig. Sehr gut Röntgenbestrahlung (3 x mit 10 tägigem Intervall). Ekzeme der Lider und umgebenden Haut sind ähnlich zu behandeln; dabei auch 1—2 proz. Hydr. oxyd.-Salbe (Hydr. oxyd. via. hum. par. 0,2 bis 0,4, Vasel. alb. opt. ad 20,0) oder Zinkwismutsalbe mit 2% Hg. praec. alb. gut. Röntgenstrahlung nur 2 mal 3 x wegen der Cilien. Ev. gegen Conjunctivitis 1/4 proz. Zinksulfattropfen. Bei Ohrekzemen 2 proz. Salizylsalbe oder 5 proz. Tumenolpaste oder Salizylanthrasolsalbe (1,3—5 proz.) empfehlenswert. Wunde Stellen hinter dem Ohr mit Arg. nitr. (2—5 proz.) pinseln. In den Gehörgang Tampons mit Salbe einlegen. Röntgenstrahlung (3 x 3 mal) wirkt sehr günstig.

c) **Hand-, Finger- und Nagelekzeme.** Bei bläschentragenden und interdigitalen Formen auf Trichophytie, bei tylotischen umschriebenen Formen auf Lues achten (Pilzbefund, WaR!). Ferner an Psoriasis denken!

Bei vesikulösen oder pustulösen Ekzemen zunächst für einen oder wenige Tage feuchter Verband mit Salizylresorzinlösung (0,1 : 2,0 : 100,0) oder essigsaurer Tonerde (1 : 8), dann Tumenolpasten (5—10 proz.) ev. mit Naftalan (10—20 proz.), bei rhagadenbildenden derber infiltrierten und tylotischen Ekzemen 2—5 proz. Salizylhebrasalbe oder Salizylnaftalanhebrasalbe (Acid. salic. 1,0, Naftalan 10—20,0, Ung. vasel. plumb. ad 50,0); Salbe und Paste können auch abwechselnd (tags und nachts) angewandt werden; später ev. Pinselung mit Sol. lithanthr. aceton. oder Tct. rusci oder Teerzusatz zur Salbe (am besten 2—5% Ol. cadinum). Salben und Pasten werden dick aufgetragen und durch Verband oder dichte Handschuhe fixiert. Bei infizierten (pyodermischen) Ekzemen sind kurze heiße Handbäder mit Kal. permang. oder Sublimat (1‰) neben obiger Behandlung anzuraten; wie bei Pyodermie wirken hierbei oft auch 5—6 proz. Hg. praecip.-Salbe oder 2—5 proz. Arg. nitr.-Pinselung günstig. Bei dicken Schwielenbildungen ist 5—10 proz. Salizylguttaplast oder Trikoplast neben kurzen heißen Seifenbädern wirksam. Alle Formen des Handekzems, besonders aber die chronischen und schwieligen reagieren glänzend auf Röntgenstrahlen (3 x alle 10 Tage oder bei derberen Formen noch besser 5 x bei 0,5 mm Alum.-Filter alle 12 Tage). Sorgfältige Nachbehandlung mit 3 proz. Tanninglyzerin oder 2 proz. Salizyleucerin oder Byrolin ist stets zur Verhütung von Rezidiven erforderlich.

Bei Nagelekzemen neben Röntgenbehandlung (wie zuvor) heiße Kamillenbäder, 10 proz. Anthrasol- oder Pyrogallusspiritus; auch 5 proz. Teer- oder 2 proz. Chrysarobinguttaplast nützlich.

Bei interdigitalen Ekzemen ebenfalls Bäder und Pasten (bes. Lenigallol bis 5 %) oder Salben wie oben und Mulleinlagen zwischen den Zehen; in hartnäckigen Fällen verdünnte Jodtinktur, 5—10 proz. Pyrogallusspiritus oder 1/4 proz. Chrysarobinpaste (s. interdigitale Dermatomykosen S. 558).

d) Das **dyshidrotische Ekzem** (Dyshidrosis manuum et pedum), **Hand- und Fußfriesel.** Besondere oft stark juckende und häufig zu bestimmten Jahreszeiten rezidivierende Form des Ekzems, die mit Bläschen zwischen den Fingern beginnt. Durch pyogene Infektion kann Vereiterung der Bläschen, die sich auf Handflächen und Fußsohlen ausbreiten, und weitgehende Unterwühlung der dicken Epidermis mit übelriechendem Sekret eintreten.

Im Beginn und bei leichten Fällen genügt 3 proz. Tanninglyzerin und Lenicetpuder neben Salizylhebrasalbe (evtl. mit 10 % Naftalan) über Nacht. Sonst Behandlung wie beim Handekzem. Infizierte Fälle sind mit kurzen heißen Lokalbädern (Kal. perm.), feuchtem antiseptischen Verband und den genannten Salben (Salizylhebrasalbe, ev. Hg. praec.-Salbe) und später Pasten zu behandeln. Röntgenstrahlung (5 x 0,5 mm Alum. dreimal). Die unterwühlte Hornschicht ist dabei sorgfältig mit Schere und chirurgischer Pinzette abzutragen.

e) **Anal- und Genitalekzeme.** Neben akuteren intertriginösen kommen sehr stark juckende lichenisierte Formen vor, die den Neurodermitiden nahestehen und wie diese zu behandeln sind. Achten auf Hämorrhoiden, Obstipation, Prostatitis, Würmer (Oxyuren), Diabetes, Fluor, chronische Gonorrhoe! Lues (nässende Papeln) und Papillome nicht verkennen!

Bei frischem intertriginösem Ekzem Pudern mit Vasenolpuder oder Talkum; daneben Zinköl oder 2—5 proz. weiche Tumenolpaste. Wichtig Einlagen von Mull in Analkerbe und

Genitalfalten; Tragen einer Badehose oder T-Binde. Waschen mit heißem Kamillentee oder 1—2 proz. Resorzinlösung. Bei Nässen Betupfen mit 2—5 proz. Arg. nitr.-Lösung. Bei starkem Jucken weiche Tumenolbromokollpaste (je 10%) oder Kalomel-Anthrasolsalbe (je 5—10%); in hartnäckigen Fällen auch Anthrarobin (2—5% Zusatz zur Tumenolpaste) oder Arningsche Tinktur (s. S. 558) oder $^1/_4$—1 proz. Chrysarobinpaste empfehlenswert. Auch hier ist Röntgenbehandlung (5 x 0,5 mm Alum.-Filter alle 10 Tage) das beste Mittel gegen chronische Formen und den Juckreiz. Ichthyolsuppositorien mit Extr. Belladonn. (für Mastdarm s. S. 618) oder Ichthyoltampons (für Vagina s. S. 627) unterstützen den Heilerfolg.

f) **Unterschenkelekzeme.** Sie beruhen auf Blutstauung in oberflächlicher oder tiefer gelegenen Varizen, jucken oft sehr heftig und nässen stark (fluxus salinus) und führen zu Dermatosklerose und Ulcera cruris.

Auch hier feuchter Verband, bis das Nässen nachläßt, dann 5 proz. Tumenol- oder 10 proz. Naftalanpaste, bei reizbaren Formen ev. noch schwächer oder Zinköl oder Zinktrockenpinselung mit Tumenolammonium. Vor allem wichtig Hochlagerung und exakter Verband von den Zehen aufwärts zur Behebung der Stauung. Ausgezeichnet wirkt der Zinkleimverband (s. S. 538), der vom Fuß bis zum Knie angelegt wird. Ferner Röntgenbehandlung usw. wie sonst beim Ekzem (s. auch S. 607).

g) **Kinderekzem.** Im Säuglingsalter treten Kopf-, Gesichts- und intertriginöse Ekzeme oft auf, besonders bei überfütterten Kindern; sie werden auf Nährschäden (zu fette und salzreiche Kost) und exsudative Diathese zurückgeführt (Crusta lactea).

Überfütterung meiden; fettärmere und kohlehydratreichere Kost; wenig Fleisch; Eier mitunter schädlich. Örtlich zunächst Zinköl, 2 proz. Salizylsalbe oder Kühlsalbe (Rez. Nr. 19, S. 531); bei reizbaren Formen (Gesicht) Zinkwismutsalbe (Eucerin, Mitincreme) ev. mit 2% Thigenol oder 1% Hydrarg. oxyd. flav. Bei stärkerm Jucken 3—5 proz. Tumenolammon.- oder 10 proz. Naftalanpaste, auf dem Kopf auch Anthrasolsalbe (1—5% steigend). Bei intertriginösen Formen neben Zinköl oder Tumenolpaste 2 bis 5 proz. Arg. nitricum-Pinselung. Sorgfältige Reinhaltung, Wäschewechsel und Einlegen von Mullstücken sowie Pudern (Vasenol-, Lenicetkinderpuder mit 1% Silber) sehr wichtig. Baden einschränken oder zeitweise untersagen! Zusatz von Kleie oder Eichenrinde (2 Handvoll Weizenkleie oder 1 Pfund Eichenrinde mit mehreren Litern Wasser kochen, Abseihen). Zur Verhütung des Kratzens Papprollen um die Arme legen und Hände ev. festbinden.

h) **Neurodermitis chronica** (Lichen simplex chron. Vidal), **Juckflechte.** Sehr heftiger primärer Juckreiz, anfallsweise auftretend, zuweilen in Juckkrisen; im Anschluß daran Hautverdickung mit Lichenisation (stärker vortretende Felderung, verdickte Epidermis, fast stets trocken), am Rand flache Knötchen, doch nicht wachsartig glänzend wie bei Lichen ruber. Hauptlokalisation: Nacken, Ellenbeugen, Kniekehlen, Leisten, Genitalien, innere Oberschenkelseite, After. Die nicht ganz seltene Neurodermitis faciei ist durch Juckkrisen, lichenoide Felderung, kurze abgeschabte Brauen usw. charakterisiert. Bei Kindern universelle Formen (= Eczema pruriginosum, Prurigo inversa) mit Bevorzugung der Beugeseiten.

Wesentlich ist Stillung des Juckreizes durch 10proz. Tumenolpaste (ev. mit 10—20% Bromokoll) und Röntgenbestrahlung (3 x ohne oder bei derberen Plaques 5 x mit 0,5 mm Filter 3 mal mit 10tägigem Abstand). Daneben Elarson und ev. auch Sol. Lithanthr. acet. Sack (s. oben). Hiermit kommt man fast stets aus; sonst Anthrasol oder andre Teermittel wie beim Ekzem. Klimawechsel (Nordsee, Gebirge) manchmal ausgezeichnet und erforderlich.

i) **Eczema seborrhoicum, Schmerflechte.** Das seborrhoische Ekzem findet sich gewöhnlich neben trockner oder fettiger Seborrhoe des Kopfes (Seborrhoea sicca oder oleosa), fettigem Teint und tritt in scharf begrenzten gelblichen bis rötlichen Herden auf, die fein schuppen und mehr oder weniger psoriasisähnlich aussehen, aber neben Kopf und Gesicht die Gelenkbeugen und Brust- und Rückenrinne bevorzugen.

Für den behaarten Kopf Resorzinhaarwasser (Rez. 16 S. 531) oder eins der andern S. 550 genannten Haarwässer. Daneben Salizylschwefelsalbe (1,10proz.), ev. auch Hg. praecip.-Salbe (5—10proz.); in hartnäckigen Fällen beide mit Anthrasol- oder Teerzusatz. Für das Gesicht 2—5proz. Ichthyol- oder Resorzinsalbe (Eucerin) oder Schwefelsalbe (2—5—10% steigend). Für den Körper die gleichen Salben oder Pasten, besonders Salizylschwefelsalbe (1,10proz.). Daneben Röntgenstrahlen (3 x 3mal mit 10tägigem Abstand, am behaarten Kopf nur 1—2mal). In leichten Fällen genügt Schwefelseife. Hartnäckige Seborrhoide der Körperhaut reagieren auch gut auf ganz schwache Chrysarobinpaste ($^1/_{10}$—$^1/_{20}$%). Schwefelbäder (Sol. Vlemingkx oder Thiopinol s. S. 536) dienen zur Unterstützung und Nachbehandlung.

Eczema marginatum s. Dermatomykosen S. 557.

Eczema seborrhoicum s. bei Ekzem S. 568.

Epheliden, Sommersprossen. Kleine, rundliche, braune Flecke besonders im Gesicht, an Handrücken und Armen.

Schützen des Gesichtes gegen starke Sonnenbelichtung mittels großer Hüte, gelber oder roter Schleier oder Lichtschutzsalben (Chinin. tannic. 1,5, Ung. glycerin. ad 30,0; Zeozon- und Ultrazeozonsalbe). Zur Beseitigung versuche man $^1/_2$—1% Sublimatlanolin oder Glyzerin, 10—20% Perhydrol (Merck)-Eucerin, 5 bis 10proz. weiße Präzipitatsalbe, Betupfen mit Acid. carbolic. liquef. Bei auftretender Reizung Ung. leniens oder Eucerincreme.

Chloasma und andre Pigmentierungen werden ebenso behandelt. Erfolg meist gering.

Epidermolysis bullosa hereditaria (Pemphigus traumaticus), Stoßblasensucht. Infolge angeborener Neigung treten an Druckstellen, besonders Händen, Füßen, Ellenbogen und Knien, Streckseiten, aber auch sonstwo Blasen auf, auch an der Mundschleimhaut. Schwerere dystrophische Formen führen zu Narbenbildung (häufig mit Milien und Nagelverlust).

Möglichste Vermeidung von mechanischen Schädigungen und schützende Verbände. Abhärtung der Haut durch Tanninglyzerin (3—5%), Naftalansalbe; innerlich ev. Arsen, Calcium. Bei Sekundärinfektion 5—10% Hg-Präzipitatzinksalbe.

Epithelioma adenoides cysticum s. Naevi S. 582.

Epitheliom, Ulcus rodens, Cancroid, Carcinom, oberflächlicher und **tiefer Hautkrebs.** Die wichtigsten Formen sind das flache Epitheliom, das langsam wachsend und peripher fortschreitend härtliche zu Narbenbildung führende Platten bildet, im Gesicht oft einen schmalen ulzerierten Saum aufweist (Ulcus rodens), an Brustwarze, zuweilen auch Genitalien und anderwärts scharf begrenzte erodierte ekzemähnliche Flächen macht (Pagetsche Krankheit); ferner das Cancroid (Hornkrebs), das tiefer greift und derbe zu Ulzeration neigende Knoten erzeugt, mit Vorliebe an Lippen, Zunge, Penis usw.; außerdem papilläre Epitheliome, Naevokarzinome und sekundäre Karzinosen der Haut. In allen zweifelhaften Fällen Biopsie (Exzision eines kleinen Randstücks) und mikroskopischer Nachweis!

Die Behandlung ist entweder eine chirurgische (Exstirpation weit im Gesunden) mit nachfolgender Bestrahlung oder erfolgt von vornherein durch Röntgen- oder Radium- bzw. Mesothoriumbestrahlung. Neuerdings gewinnt die reine Strahlentherapie immer mehr Anhänger und wird nicht nur bei den oberflächlichen relativ gutartigen, sondern auch bei tieferen Formen angewandt, am besten nach CO_2-Schnee-Vereisung (15—30″), die sensibilisierend wirkt. Einzeldosen von 30 x bei flacheren Tumoren und 40 x (4 mm Alum.-Filter) bei tieferen werden nach Bedarf alle 4 Wochen wiederholt. Sorgsame Abdeckung der Umgebung, doch gut 1 cm der gesund erscheinenden Haut mitbestrahlen (Technik s. S. 540). Drüsen ebenfalls mit 30—40 x bei 4 mm Alum.-Filter bestrahlen, ev. im Kreuzfeuer.

Erysipel, Rose s. innere Medizin S. 170.

Erysipeloid, Rosenbachscher Rotlauf. An eine kleine Verletzung mit Knochen usw. sich anschließende peripher fortschreitende Röte und leichte Schwellung an Fingern oder Handrücken, mit Jucken und Brennen, selten geringer Lymphangitis einhergehend.

Verband mit essigsaurer Tonerde ev. mit Spirituszusatz (1 Löffel Liqu. Alum. acet. und 1 Löffel Alkohol und 5—6 Löffel Wasser); danach Bor- oder Salizylsalbe.

Erythema exsudativum multiforme, Scheibenrose. Meist ohne merkliche allgemeine Störung treten besonders an den Streckseiten der Hände, Unterarme und Unterschenkel, aber auch sonst am Körper runde scheibenförmige rötliche, in der Mitte sehr oft bläulich gefärbte, leicht erhabene, kleinere und größere Effloreszenzen auf, die auch Blasen tragen und Mund- und Genitalschleimhaut betreffen können. Manchmal rheumatoide Beschwerden. Rückgang in 1—2 Wochen; zuweilen Rückfälle.

Erythema nodosum, Knotenrose. Schmerzhafte, kutan-subkutane mäßig prominente Knoten, deren Oberfläche rötlich bis rötlichblau gefärbt ist. Prädilektionsstellen sind die Streckseiten der Unterschenkel, seltener sind Oberschenkel und Unterarme betroffen. Mitunter allgemeines Krankheitsgefühl und rheumatische Erscheinungen. Auf Lues und Tbc. achten!

Bei beiden Arten des Erythems lokal Umschläge mit Salizylwasser 1 : 1000 oder essigsauer Tonerde, ev. Hochlagerung der Glieder, Bettruhe; innerlich Aspirin 3mal 0,5—1,0; bei Verstopfung Abführmittel (Ol. ricini usw.). Juckreiz und Brennen an den Herden wird durch Thymol-Menthol-spiritus (1 : 2 : 100) oder Tumenolpaste oder Schüttelmixtur bekämpft.

Erythema induratum s. Tuberkulose S. 603.

Erythema infectiosum (Großflecken), **Ringelröteln.** Dreieckige leicht urtikarielle Gesichtsröte beider Wangen (maskenartig), große oder ringförmige bläulichrote Flecke an Streckseiten der Arme und Beine, Gesäß usw. Kein oder ganz leichtes Fieber. Allgemeinbefinden kaum gestört.

Ev. Bettruhe, Pudern mit Talkum, bei Juckreiz und Brennen 1 proz. Mentholspiritus. Schulbesuch für etwa 10 Tage untersagen.

Erythema papulo-erosivum und **vacciniforme, Erosives** und **vaccineartiges Syphiloid der Neugeborenen, Grindquesen.** Die bei Säuglingen auftretende Affektion besteht in hanfkorn- bis linsengroßen, roten bis braunroten Papeln, die in der Mitte erodiert und oft gedellt sind und auf gerötetem Grund verschieden dicht stehend an den Nates, der Genitalgegend und der Hinter- und Innenfläche der Oberschenkel lokalisiert sind. Schwer von Syphilis zu unterscheiden! Daher stets Untersuchung auf Spir. pall., Wassermannsche Reaktion und Erscheinungen von kongenitaler Syphilis. Verursacht ist die besonders bei schwächlichen Kindern auftretende Erkrankung durch Benetzung mit Urin und Stuhl (Diarrhöe!) und wohl als Impetigo bei Ekzematisation aufzufassen.

Die Kinder sind peinlich sauber zu halten (häufiger Windelwechsel), 1 mal täglich warm mit Zusatz von Kal. permang. oder Schwefel zu baden, mit 3 proz. Bor- oder Tumenolammoniumzinkpaste und reichlicher Puderung zu behandeln. Dabei meist schnelle Heilung.

Erythema (Erysipelas) **perstans faciei, Zehrrosenschwellung.** Wohl besondere seltene Form des Lupus erythematodes mit langwierigem Oedem der Augengegend (auch Fieber); Beziehungen zur Tuberkulose.

Behandlung wie beim Lupus erythematodes.

Erythrasma s. Dermatomykosen S. 560.

Erythrodermien (exfoliierende), Schälröteln sind charakterisiert durch allgemeine Rötung, Entzündung und mehr oder weniger großlamellöse Schuppung. Man unterscheidet primäre und sekundäre.

Zu den primären gehören:

Erythema scarlatiniforme recidivans, falscher Scharlach. Eine akute mit Fieber einsetzende, sich schnell ausbreitende scharlachähnliche Dermatose, ähnlich wie ein universelles Hg-Erythem mit großen Lamellen (besonders an Händen und Füßen handschuh- und sockenförmig) abschuppend. Rezidiviert öfters und täuscht Scharlachrezidive vor.

Dermatitis exfoliativa generalisata, Schälrötelsucht. Langsamer beginnende subakute oder chronische, universell werdende, zum Verlust der Haare und Nägel führende schwere Erkrankung; Spannung der Haut, dauerndes Frieren, Diarrhöen beeinträchtigen das Befinden und führen nicht selten nach mehreren Monaten bis einem Jahr zum Tod. Betroffen sind besonders Männer (Alkoholiker).

Pityriasis rubra Hebrae, Zehrröteln. Mehr chronisch verlaufende und langsamer sich ausbreitende Dermatose, die allmählich zur Atrophie der Haut und Marasmus führt. Dabei Drüsenschwellungen und feinere Schuppung. Obduktion ergibt sehr häufig Tuberkulose besonders in den Lymphdrüsen.

Die **prämykotischen** und **leukämischen Erythrodermien, Wucher-, Weißblutröteln,** chronische sehr heftig juckende, der Pit. rubra ähnliche Erkrankungen, sind ebenfalls hier zu nennen.

Als **sekundäre Erythrodermien** oder **exfoliierende Dermatitiden** bezeichnet man allgemeine Hautentzündungen, die sich aus Ekzemen, Psoriasis, Lichen ruber (Bläschen-, Schuppen-, Knötchenschälsucht) besonders nach zu scharfer Lokalbehandlung entwickeln; auch der Pemphigus foliaceus und die Dermatitis Ritter (s. dort) bieten ähnliche Bilder.

Zur Behandlung des Eryth. scarlatiniforme recidivans genügt 1—2 proz. Salizylvaseline und Puder. Bei den übrigen Formen innerlich Roborantien (Lebertran), Arsen (Elarson, Eisenelarson oder Solarson), Thorium X, Radiumemanation. Äußerlich Zinköl und Puder oder jucklindernde Salben und Pasten mit Tumenol, Anthrasol, Liqu. carbon. deterg., Bromokoll usw. (s. bei Ekzem S. 563); ferner Röntgenbestrahlung (Totalbestrahlung mit 3 x in 10tägigem Intervall). Ferner ev. Behandlung des Grundleidens.

Erythromelalgie s. unter Nervenkrankheiten S. 107.

Erythromelie s. unter Hautatrophie S. 572.

Favus s. Dermatomykosen S. 556.

Folliclis s. bei Tuberkulose S. 603.

Folliculitis barbae s. Sycosis simplex S. 600.

Furunkulose s. Pyodermien S. 594.

Fußschweiß s. bei Hyperhidrosis S. 574.

Gangräna cutis s. Hautgangrän S. 573.

Gewerbeekzem s. bei Ekzem S. 560.

Granuloma pediculatum, Stielknoll, sog. menschliche Botryomykose. Bis nußgroße, meist gestielt aufsitzende und dann pilzförmige gutartige Geschwülstchen an Händen, Lippen, Genitalien usw., leicht blutend und grau belegt.

Exzision mit Stiel anzuraten, da sonst Rezidive; ev. Kaltkaustik oder Abtragung mit galvanokaustischer Schlinge und nachfolgende Röntgenstrahlung (20 x bei 4 mm Alum.-Filter).

Granulosis rubra nasi, Schweißnase. Kleine hell- bis dunkelrote Knötchen der Nasenspitze auf bläulicher, kalter, lokale Hyperhidrose zeigender Haut; fast stets im jugendlichen Alter.

Warm waschen, Betupfen mit 1 proz. Salizylresorzinspiritus; CO_2-Schnee (10—15''), Röntgenbestrahlung 10 x bei 0,5 mm Alum.-Filter; ev. Elektrolyse der Knötchen und innerlich Arsen.

Haarpflege. Bei gesundem Haarboden Reinhaltung durch Seifenwaschung, bei Frauen etwa alle 3—4 Wochen, bei Männern alle 2—3 Wochen. Als Seife ist bei trocknem Haarboden neutrale oder überfettete Seife (Palmitin-, Lanolin-, Rasierseife) oder Teerseife (Bergers Teerseife, Pixavon), bei fettiger Kopfhaut Schwefelseife zu empfehlen. Zum Trocknen von Frauenhaar darf der Föhnapparat vorsichtig benutzt werden. Nach der Waschung bei trocknem Haar etwas Brillantine oder Klettenwurzelöl. Kämme und Bürsten sind häufig mit heißem Salmiakwasser zu reinigen; in Frisierstuben eigene Bürsten, Kämme usw.! Spirituöse Haarwässer, vor allem die in Rez. 56—59 (S. 550) genannten, sind zur Haarpflege zu empfehlen. Festsitzende steife oder schwere Hüte (Helm, Mütze), schwere, besonders nicht saubere Einlagen (Toupets) sind schädlich. Weiteres s. bei Alopezie, S. 549.

Handschweiß s. bei Hyperhidrosis S. 574.

Hautatrophie, Hautschwund. Entweder sekundär nach Sklerodermie, Lupus erythematodes, Röntgenentzündung usw. oder primär als idiopathische Hautatrophie, Acrodermatitis chronica atrophicans (Erythromelie), letztere an den Extremitäten auftretend. Kleinfleckige, sekundäre Atrophie (Maculae atrophicae oder Anetodermie) kommt z. B. nach syphilitischen Exanthemen vor.

Behandlung kann nur in guter Hautpflege, warmen Bädern, Einfetten mit Vaselin, Eucerin oder 1—2 proz. Salizyl- bzw. Ichthyolsalbe bestehen.

Hautgangrän, multiple, sog. **neurotische Gangrän, Hautbrand.** Blasen, nekrotische Schörfe und torpide, oft längliche oder rundliche Ulcera. Stets an Selbstverletzung bei Hysterischen (Pemphigus hyster.) oder Simulanten denken! Auf Nervenleiden (Syringomyelie, Lepra nervor.) achten! Außer den durch Ätzmittel (Säuren, Alkalien, Carbol) bedingten Ätzgeschwüren gibt es ferner besondere Gangränformen der Extremitäten (Zehen) in Folge von Diabetes, Arteriosklerose, Nephritis, Ergotismus (s. auch S. 289).

Zunächst feuchte antiseptische Verbände mit Liqu. Alum. acet., Kampferwein, H_2O_2; dann Airol, Jodoform oder Pellidol- oder Arg.-Perusalbe (1,10%). Daneben warme Bäder mit Kal. perm.- oder Schwefelzusatz. Ev. völlig abschließender Zinkleim- oder Gipsverband! Ferner Roborantien (As, Eisen) und ev. Behandlung des Grundleidens. Genaue Untersuchung auf Ätzmittel oder sonstige Selbstverletzungsmittel. Weiteres s. S. 289.

Hautödem, akutes umschriebenes s. bei Urticaria S. 608.

Herpes gestationis, Schwangerschaftsbläschen. Eine der Dermatitis Duhring ähnliche mitunter bei jeder Gravidität auftretende Dermatose.

Behandlung wie bei dieser; ferner Serum gesunder Schwangerer s. S. 543.

Herpes simplex (facialis, labialis, genitalis, analis), Bläschenausschlag, Reizbläschen. Die in Bläschengruppen bestehende Affektion kommt sehr oft am Munde und im Gesicht, besonders aber an erster Stelle bei Magendarmstörungen und einer Anzahl fieberhafter Krankheiten vor, ferner bei Frauen häufig synchron mit, vor oder nach der Menstruation, bei Dysmenorrhöe oder uterinen Beschwerden. An Genitalien oft rezidivierend; bei Frauen gelegentlich schwere Ausbrüche mit heftigen Schmerzen, Schwellung und zahlreichen Gruppen von Bläschen. Differentialdiagnose gegen Ulcus molle (Streptobazillen) und Lues (Spir. pall. und Nachbeobachten auf Drüsen und Wassermannsche Reaktion, Verbot des Koitus!).

Örtlich etwas Wismut- oder Borsalbe (Byrolin), Puder (Dermatol); wo Schmerzen, Umschläge mit Liqu. Alum. acet. Bei rezidivierenden Formen Salizyltannineucerin (1 : 2 : 100) und Arsen; ev. Röntgenstrahlung. Bei Herp. genit. örtliche Bäder mit Kal. perm.

Herpes tonsurans s. bei Dermatomykosen S. 557.

Herpes zoster, Gürtelrose, Gürtelbläschen. In Gruppen auftretende halbseitig und in einem oder mehreren Segmentbezirken lokalisierte Bläschen, denen oft Schmerzen, Brennen und Rötung der Haut vorausgehen. Zuweilen entwickeln sich nach der Blaseneruption blauschwarze, gangränöse Schörfe (Nekrosen); besonders bei ältern Kranken können Neuralgien zurückbleiben. Kohlenoxyd, Arsen (auch Salvarsan), Wirbeltuberkulose kommen außer dem unbekannten Virus des genuinen Zoster ursächlich in Betracht.

Örtlich Schutzverband mit 2 proz. Salizyl- oder 5 proz. Borsalbe oder Bepinseln mit Zinkleim oder Tumenolschüttelmixtur

(Rez. 37 und 38, S. 534). Bei großen Schmerzen 10 proz. Anästhesin- oder Zykloformsalbe; bei nekrotischen Formen Umschläge oder Verband mit 1‰ Salizylwasser, dann Borsalizyl- (5,2%) oder Jodoformsalbe (10%). Bei Neuralgien Aspirin oder Pyramidon; örtlich Heißluftdusche mit dem Föhn.

Hydroa vacciniforme, Lichtpocken. Angeborene, sehr seltene, durch Überempfindlichkeit der Haut gegen Licht (ultraviolette Strahlen) bedingte und daher meist nur an den bloßgetragenen Stellen lokalisierte Krankheit, charakterisiert durch Bläschen, die mit Narben abheilen und zu Verstümmelungen an den Fingern, Ohren und der Nase usw. führen. Meist besteht gleichzeitig starke Pigmentierung. Im Urin öfters Hämatoporphyrin.

Lichtschutz durch Hüte, dunkle (rote) Schleier und Handschuhe oder Bestreichen der Haut mit Chininsalbe, Zeozon, Ultrazeozon (s. S. 568). Ferner Mittel zur allgemeinen Kräftigung; zur schnelleren Abstoßung der Schörfe Salizyl-, Borsalbe oder Umschläge mit essigsaurer Tonerde.

Hyperhidrosis, lästiger Schweiß. Übermäßige Schweiße können allgemein oder lokal auftreten; erstere besonders bei Tuberkulose, Neurasthenie, Basedow usw. Lokale Schweiße betreffen besonders Handflächen und Fußsohlen (Hand-, Fußschweiß), ferner Achselhöhlen und Genitalgegend. Besonders unangenehm ist übelriechender (Bromidrosis, Stinkschweiß) oder farbiger Schweiß (Chromidrosis).

Bei allgemeinen Schweißen wollene Unterwäsche und Bäder, am besten mit Kal. permang.- oder Schwefelzusatz, besonders bei riechendem Schweiß, daneben Puderbehandlung (3 proz. Salizylpuder [Rez. Nr. 3 S. 529], 10—20% Tannoformtalkum), Vasenoloform, bei höheren Graden 5—10 proz. Formalinspiritus (Formalin Glycer. aa 5, Spir. colon. ad 100,0). Innerlich besonders bei schwächenden Nachtschweißen Atropinpillen oder Kompretten zu 0,0005 bis 0,001 (!) Acid. camphoric. 0,5—1,0 in Oblaten oder Agarizin (0,01—0,03) in Pillen. Thallium meiden, da es Alopezie hervorrufen kann.

Handschweiß (Hyperhidrosis manuum) wird in leichteren Graden ebenso behandelt; besonders 5—10 proz. Formalinspiritus, ev. mit Zusatz von 2% Salizylsäure und 3% Camphor. trit. ist empfehlenswert. Daneben 3—5% Tanninglyzerin nach dem Waschen und ev. 2 proz. Salizylhebrasalbe nachts (Handschuhe drüber). Ferner Alaunbäder (1 Eßlöffel auf 1 Schüssel) und Puder (Formeston, Vasenoloform). Weite Handschuhe!

Bei Fußschweiß auf Plattfüße achten (ev. Einlage!). Weite Schuhe, täglich warmes Fußbad mit Kal. permang.-, Alaun- oder Schwefelzusatz, täglich reine wollene oder halbwollene Strümpfe.

Mulleinlage zwischen die Zehen. Puder, Salizylhebrasalbe wie oben. Außerdem Pinseln mit 10 proz. Formalinspiritus oder 5 proz. Chromsäurelösung (wunde Stellen meiden!) mehrere Tage lang; dann Salizylnaftalanhebrasalbe (2,20%). Röntgenbehandlung 10 x bei 0,5 mm oder 20 x bei 4 mm Filter) bei Hand-, Achsel- und Fußschweiß empfehlenswert, aber nicht immer sehr wirksam. Neurasthenie und Anämie sind mit Eisenarsenmitteln usw. zu behandeln.

Hypertrichosis, lästiger Haarwuchs. Beseitigung wird fast nur von jungen Frauen bei Frauenbart oder starken Haaren an Brust und Armen gewünscht.

Am einfachsten Bleichen der Haare durch H_2O_2-Salbe (Perhydrol Merck 1—2—3,0, Eucerin. anhydr. oder Laneps ad 20,0) und Kurzschneiden mit der Schere. Enthaarungsmittel, die meist Arsen. sulfur. oder Barium sulfurat. enthalten, wirken ebenfalls nur vorübergehend; empfehlenswert Beiersdorffs Depilatorium (nach Unna) oder Bar. sulfurat. rec. par. Zinc. oxyd. aa 15,0; diese werden mit Wasser zu einer Paste verrieben, messerrückendick aufgetragen und nach einigen Minuten mit den erweichten Haaren abgewischt; danach Eucerin- oder Mitincreme. Auch mechanische Entfernung mit dem Polierstein (Schwanenapotheke Hamburg) nach Einseifen (ev. 5proz. Pernatrolseife) leistet im Gesicht und besonders an Armen Gutes.

Röntgenstrahlung (20x bei 4 mm) wirkt leider auch nur vorübergehend und kann unangenehme Pigmentierung und bei Wiederholung Atrophie und Teleangiektasien erzeugen. Endgültig hilft nur Elektrolyse, die bei starken Haaren Geübten gute Erfolge gibt, aber zeitraubend und schmerzhaft ist; bezüglich der Ausführung s. S. 539.

Ichthyosis, Fischschuppenkrankheit, Hornsucht. Von der leichtesten Form (kleienartig schuppende, spröde und trockne Haut) bis zu fischschuppen- oder stachelartiger Hautverdickung wechselnde Affektion, die oft in Familien erblich ist und schon bei der Geburt bestehen kann. Mitunter nur Handflächen und Fußsohlen betroffen (Keratoma palmare et plantare hereditar.).

Die Behandlung besteht im Erweichen der Haut und Geschmeidigerhalten durch Seifenbäder (ev. Schwefelbäder) und nachherige Einreibungen mit 1—2—5 proz. Salizylsalbe, Salizylschwefelsalbe (2,10%) ev. mit Resorzinzusatz; als Grundlage Vaselin, Laneps, Eucerin empfehlenswert. Wo es sich um sehr starke Verhornung handelt, sind diese Massen nach dem Baden mit 5—10 proz. Salizylsalben oder -pflastern zu erweichen und möglichst zu entfernen. Bei dauerndem Salizylgebrauch achten auf Ohrensausen, Schwindelgefühl usw.! Heilbar ist die Affektion nicht, doch kann durch geeignete kontinuierliche Therapie die Haut geschmeidig und die Arbeitsfähigkeit erhalten bleiben. Rhagaden werden mit 5 % Albargin- oder Arg. nitr.-Lösung bepinselt. Zu versuchen sind ev. Bestrahlungen mit der Höhensonne oder Quarzlampe oder Röntgenstrahlen (5 x 0,5 mm wie beim tylotischen Ekzem).

Impetigo contagiosa oder **vulgaris** s. bei Pyodermien S. 593.

Impetigo herpetiformis, Zehrgrind. Seltene, fast nur bei schwangeren Frauen auftretende Krankheit, durch an Genitokruralgegend, Unterbauch, Nabel, Brüsten und Achselhöhlen lokalisierte eitrige Bläscheneruptionen charakterisiert. Allgemeinbefinden schwer geschädigt; häufig Fieber und Schüttelfrost, vielfach tödlicher Ausgang. Schwangerschaftsdermatose durch Graviditätstoxine (?).

Blande Diät, Sanatogen, Elarson (ev. mit Eisen). Injektion von 10—20 ccm Serum einer gesunden Schwangeren (s. S. 543) öfters wirksam. Äußerlich Schwefel- oder Kal. permang.-Bäder. Umschläge mit Liqu. Alum. acet., Schwefelpaste, Zinnoberschwefelsalbe oder -schüttelmischung (Rez. Nr. 30, 23, 41 S. 531—534).

Insektenstiche (Flöhe, Wanzen, Mücken, Bienen, Zecken, Ernte-, Vogelmilben). Gegen Flohstiche 2proz. Karbolmentholspiritus, Reinlichkeit, Aufwischen der Dielen mit Karbol- oder Kresolseifenlösung. Gegen Wanzen (knotige, mitunter bullöse Urticaria!) Thymolmentholspiritus; Betten, Bilder, Tapeten absuchen und desinfizieren. Gegen Mücken prophylaktisch Nelkenöl (Ol. caryophyll. 1,5—3,0, Lanolin 10,0, Ung. glycerin. ad 30,0); für Stiche Salmiakgeist oder 2proz. Karbolmentholspiritus. Bei Bienenstichen Verband mit essigsaurer Tonerde und Spiritus (1 Spir. + 1 essigs. Tonerde + 6 Wasser). Zecken nicht abreißen, sondern mit Terpentin, Benzin oder Äther betupfen. Gegen Erntemilben („Sendlinger Beiss" an Beinen, Strumpfband-, Gürtelgegend usw.) 20proz. Perugensalbe, Menthol-Naphtholspiritus (2,5%). Dasselbe bei Vogel(Hühner-)milben.

Intertrigo s. bei Ekzem S. 566.

Jodakne s. Arzneiausschläge S. 551.

Keloide, spontane und **Narbenkeloide, Knollnarben.** Derbe strangartige Neubildungen nach Ätzung, Verletzung oder anscheinend spontan.

Exzision nicht ratsam, da meist Rezidiv. 10—20proz. Thiosinaminguttaplast, Fibrolysininjektionen, alle 3 Tage 1 Ampulle = 2 ccm, im ganzen 20—30 Spritzen, nützen meist wenig. Bessere Resultate erzielt man durch Röntgenbestrahlung (20 x bei 4 mm Alum.-Filter) besonders nach CO_2-Erfrierung (10—20″) oder Radium- oder Mesothorium. Auch Elektrolyse gibt mitunter besonders neben Bestrahlung gute Heilerfolge.

Keloidakne s. Aknekeloid S. 547.

Keratoma palmare et plantare hereditarium, Hand- und Fußhornsucht. Stimmt klinisch mit der Ichthyosis palm et plant. überein und ist ebenso zu behandeln (s. S. 575).

Keratoma senile, Altersflecke. Scharf begrenzte linsengroße und größere, gelblichbraun oder braun gefärbte Gebilde mit glatter oder leicht zerklüfteter Oberfläche, besonders im Gesicht und an Handrücken auftretend, haben als präkanzeröse Veränderung Bedeutung.

Beseitigung mit CO_2-Schnee und folgender Röntgen- oder Mesothorbestrahlung (s. Verrucae seborrhoicae S. 609).

Keratosis pilaris rubra atrophicans faciei (Ulerythema ophryogenes), Hornröte des Gesichts. Rötung an Brauen, Wangen, seltener am Hals und anderswo mit follikulärer Keratose und Neigung zu Haarschwund und Atrophie.

Behandlung mit Salicyl-, Resorzinsalben, ev. CO_2-Schnee-Erfrierung (10—15″), s. auch Ichthyosis und Lichen pilaris.

Kraurosis vulvae, Schrumpfjucken. Enormes Jucken der Vulva, das zu einer sklerotischen Atrophie führt.

Röntgenstrahlen am wirksamsten (5 x bei 0,5 mm Filter 3 mal); daneben heiße Kamillenwaschung und 10 proz. weiche Tumenolzinkpaste mit 10% Zykloform- oder 20% Bromokollzusatz; auch 5—10 proz. Kalomelanthrasolsalbe.

Leichentuberkel s. Tuberkulose S. 602.

Lepra, Aussatz, als Lepra tuberosa und maculo-anaesthetica auftretend. Für Erkennung wichtig Nachweis des säurefesten Leprabazillus in Knoten, Nasensekret und Nerv, Verdickung der Nerven (ulnaris, peron.), Ausfall der Superzilien, Anästhesien.

So gut wie unheilbar; anzeigepflichtig. Isolierung vorgeschrieben. Heiße Bäder, gute Pflege, Hg-Injektionen, Chaulmoograöl (5—150 Tropfen steigend) werden empfohlen; ebenso Nastininjektionen und Röntgenbestrahlungen.

Leukämie der Haut, Weißblutausschläge. Die Erscheinungen treten bei lymphatischer Leukämie und Pseudoleukämie als chronische, heftig juckende, ekzemartige Herde, als universelle Erythrodermien, als Prurigo leucaemica und als eigenartig braunrot gefärbte weiche Tumoren auf. Hierher gehört wohl auch die sog. Lymphodermia perniciosa.

Röntgenbestrahlungen (3 x ohne Filter oder 5 x 0,5 mm Al.) neben As (am besten Acid. arsenic.- oder Solarsoninjektionen) wirken günstig. Dabei Blutbild verfolgen, um zu starke Röntgenwirkung zu verhüten. Äußerlich Thymolmentholspiritus und Tumenolschüttelmixtur usw. wie bei Pruritus.

Leukoplakie, Weißschwielen. Weißliche Verdickungen der Schleimhaut des Mundes, der Lippen, der Zunge und der Glans penis (Leukokeratosis penis). Sehr häufig bei starken Rauchern und alten Syphilitikern; in andern Fällen ohne erkennbare Ursache entstanden.

Stets auf Syphilis untersuchen (WaR!). Wo diese nachweisbar energische antisyphilitische Kur (Hg + Salvarsan), die dann meist die Leukoplakie wesentlich bessert. In allen anderen Fällen sorgsame Mundpflege, Fernhalten mechanischer und sonstiger Reize, Tabakverbot. Pinselung mit 3—5 proz. Chromsäurelösung, 2 proz. Salizylresorzinglyzerin, Perubalsamsalbe (20 %). Röntgenbestrahlung (5 x bei 0,5 mm Alum.-Filter 3 mal). Starke Ätzungen und Kauterisationen meiden, da sie Karzinom fördern können. Achten auf warzige Wucherungen (Papillom, Karzinom!); dabei Exzision weit im Gesunden oder starke Röntgenstrahlung (30 x bei 4 mm Alum.Filter). Kranke mit Karzinomfurcht beruhigen!

Lichen nitidus (Pinkus), Feinknötchenflechte. Kleine kaum stecknadelkopfgroße helle, gelbbräunliche Knötchen mit glänzender Oberfläche und punktförmiger Vertiefung, nicht konfluierend; besonders am Penis, Handgelenken, Vorderarmen, doch auch anderswo. Histologisch tuberkelähnlicher Befund. Seltene Krankheit, mit Tuberkulose verwandt?

Behandlung: Arsenpräparate, Höhensonnebäder.

Lichen pilaris (Keratosis follicularis), Hornknötchen. Follikuläre hellere oder rotbläuliche Hornknötchen, besonders an den Streckseiten der Arme, unschön wirkend; der Ichthyosis nahestehend.

Einfettung mit Salizyl- oder Resorzinschwefelsalbe (2,10 %); warme Waschungen oder Seifenbäder, ev. Abreiben mit Bimsstein (Polierstein s. S. 575) und Resorzinschwefelseife. Bei Reizung 2 proz. Salizyleucerin oder Lanolincreme.

Lichen ruber planus und **acuminatus, flache** und **spitze Knötchenflechte.** Diese Erkrankung ist charakterisiert durch kleine polygonale, wachsglänzende, z. T. gedellte, gelb- bis bläulichrote einzeln oder in Gruppen stehende Knötchen, die fast stets sehr stark jucken. Öfters kommt es durch Konfluenz zu größeren, kleienförmig abschilfernden Plaques, strichförmig oder korallenschnurartig angeordneten Effloreszenzen, ringförmigen und mit Atrophie oder Pigmentierung abheilenden Herden. Bisweilen Entwicklung stark hyperkeratotischer, verruköser Herde (Lich. rub. verrucosus). An der Schleimhaut der Wange eigenartige, weißliche, oft netzförmig angeordnete Knötchenlinien, an der Zungenoberfläche hanfkorn- bis linsengroße, weißliche, meist rundliche Herde. Differentialdiagnose gegen Lues beachten!

Lichen ruber acuminatus, Spitzknötchenflechte ist durch spitze kegelförmige Hornknötchen und Stacheln, die reihenförmig zusammenstehen und reibeisenartig sich anfühlen, gekennzeichnet.

Geradezu als Spezifikum wirkt Arsen bei innerlicher Darreichung sowohl von Pillen zu 0,005 Acid. arsenicos. (Rez.

Nr. 54, 55 S. 542) als auch der Fowlerschen Lösung (Rez. Nr. 51 S. 542). Von ersteren gibt man 3 mal 1—3—5 Pillen allmählich steigend und fallend; von letzterer 3 mal täglich 4—20 und mehr Tropfen. Noch besser wirken As-Injektionen (1 proz. Lösung von Acid. oder Natr. arsenicos. in 3% Aqu. carbolis.), wovon 1/4—1 oder gar 2 ccm täglich oder alle 2 Tage gegeben werden; ferner Solarson täglich 1—2 ccm. Der Erfolg der As-Behandlung tritt erst nach 3—4 Wochen deutlich hervor. Gegen den Juckreiz sind Thymolmentholanthrasolspiritus (1:2:5:100), 10 proz. Tumenolzinkpaste, Solut. lithanthr. aceton. oder Teersalben (5—10 proz. Anthrasol), ferner warme Duschen, Kleie- oder Kamillenbäder, vor allem Röntgenbestrahlungen (3 x alle 10 Tage) empfehlenswert.

Bei verrukösen Herden Salizylteersalben und gefiltertes Röntgenlicht (5 x bei 0,5 mm Alum.); ev. auch Salizyltrikoplast (2 1/2—10%) und erweichende Dunstverbände.

Bei Schleimhautlichen H_2O_2-Spülung und Pinselung mit Sublimatglyzerinlösung (1 : 10 : 100).

Lichen scrofulosorum s. bei Tuberkulose S. 603.

Lichen simplex chronicus (Vidal) s. bei Ekzem S. 568.

Lingua geographica (Glossitis exfoliativa marginata), Landkartenzunge. Bogig begrenzte wandernde Flecke mit 1—2 mm breitem grauweißen Randsaum; mitunter kombiniert mit Furchen- oder Faltenzunge, Lingua plicata, einer angeborenen Mißbildung. Harmlose Erkrankungen, nicht mit Lues (Plaques, tertiärer narbiger Glossitis) verwechseln!

Behandlung: Mundpflege (H_2O_2), Pinseln mit 3 proz. Chromsäurelösung (nichts verschlucken, da giftig!); bei schmerzhaften Herden von Landkartenzunge Röntgenstrahlung (5 x 0,5 mm Alum. 3 mal) günstig.

Lupus erythematodes discoides (et disseminatus), Zehrrose. Scharf begrenzte rote Flecken und Scheiben, meist in Schmetterlingsform im Gesicht (Nase, Wangen, Ohren) lokalisiert und mit festhaftenden weißlichen Schuppen, die follikuläre Zapfen zeigen, bedeckt; auf Kratzen empfindlich. Neigung zu peripherem Wachstum und zentraler Abheilung mit oberflächlicher Atrophie, die auf dem Kopf mit definitiver Alopezie einhergeht. Seltener auch andere Körperstellen, besonders Hände, Lippen, Mundschleimhaut, betroffen. Gewöhnlich sehr chronischer Verlauf. Manche Fälle mehr akut, erythem- oder ekzemähnlich und empfindlich gegen die gewöhnliche Therapie. Bei Lupus erythematodes disseminatus zahlreiche kleine Herde über den Körper, mit Fieber und schwerer Störung des Befindens; hierbei nicht selten tödlicher Ausgang. Ätiologie noch nicht geklärt; Zusammenhang mit Tuberkulose wird von manchen für wahrscheinlich gehalten (Tuberkelbazillen vereinzelt nachgewiesen).

Bei akuten Formen Irritation (auch Seife und Wasser) vermeiden. Umschläge mit 1‰ Salizyl-, 1% Resorzinwasser, 1 bis

3% Resorzin- oder Ichthyolpaste, ev. sogar nur Zinköl, Zinklotio oder Kühlsalbe. Innerlich Chinin. hydrochl. (ev. Geloduratkapseln) 0,25—0,5 2—3 mal täglich. Bei chronischen Formen neben Chinin CO_2-Schnee 7—10'' wöchentlich einmal oder Pinselung mit Tct. jodi 10 Minuten nach Chinineinnahme täglich 1 mal etwa 4—5 Tage, dann Pause und ev. Wiederholung. Die CO_2-Schneebehandlung wirkt meist recht gut, auch an der Schleimhaut, und ist in erster Linie zu empfehlen; man kann ihr sofort eine Röntgenbestrahlung (10 x 0,5 mm Alum.) folgen lassen, wenn sie allein nicht ausreicht. Auch Belichtung mit Kromayers Quarzlampe (10' Blaulichtkompression) oder Finsenlampe (15—20') oft sehr günstig. Neben diesen Maßnahmen genügen indifferente Salben oder schwache Salizyl-, Resorzinsalben. Mitunter wirken auch Resorzinpasten (5—20%), weiße Präzipitatsalbe (5—10%) oder Pyrogallussalben oder -spiritus (5—10%) gut. Zur Nachbehandlung oder in leichten Fällen auch Salizylspiritus (1%) ev. mit Resorzinzusatz empfehlenswert. In sehr hartnäckigen Fällen auch oberflächliche Verschorfung mit dem Paquelin zu versuchen. Allgemeinbehandlung (As, kräftige Ernährung, ev. Gebirgsaufenthalt) nicht versäumen.

Bei Lupus eryth. disseminatus Bettruhe, indifferente Salben, Behandlung gleichzeitiger latenter Tuberkulose, Chinin und As abwechselnd. Tuberkulinkuren (s. S. 604) und Höhensonnebestrahlungen sind bei Lup. erythem. mit großer Vorsicht zu versuchen.

Lupus vulgaris s. Tuberkulose der Haut S. 602.

Lymphogranulomatosis, Hodgkinsche Krankheit. Eigenartiges, vielgestaltiges Granulom, Lymphocyten, Fibroblasten, epitheloide, eosinophile, Plasma- und größere sog. Sternbergsche Zellen enthaltend; besonders in Lymphdrüsen, Milz, Knochenmark, aber auch in der Haut auftretend. Papulöse, tumorartige, pemphigoide Exantheme beobachtet. Im Blut polynukleäre Leukocyten vermehrt.

Behandlung: Arseninjektionen (Solarson) und Röntgenbestrahlungen (5—10 x mit 0,5 mm Filter alle 2—4 Wochen) bei Kontrolle des Blutbildes (wie bei Leukaemie).

Malleus, Rotz. Von rotzkranken Pferden oder Eseln auf den Menschen übertragene Krankheit, verursacht durch den gramnegativen Bac. mallei. Nachweis durch Meerschweinchenimpfung — Hodenerkrankung. Bei der akuten Form schwere Allgemeinerscheinungen mit hohem Fieber, pustulösem Exanthem und rascher, zum Tode führender Verlauf. Bei der chronischen Form bilden sich sog. Rotzknoten in der Haut und im Munde, die zu torpiden tuberkulose- oder luesähnlichen Geschwüren werden und zu tiefen Zerstörungen führen.

Isolierung und Anzeigepflicht. Kaustische Zerstörung der Knoten, ev. vorher Auskratzen der Herde. Mallein, Jodkali, Salvarsan, gefilterte Röntgenstrahlen sind zu versuchen.

Malum perforans, Lochgeschwür. Tiefes, trichterförmiges torpides Geschwür besonders unter dem Capitulum des 1. oder 5. Mittelfußknochens mit schwieligem Rand; bei Tabes, Lepra, Arteriosklerose (Fußpuls fehlt), Diabetes.

Warme Fußbäder, Ruhe, feuchter Verband, Salicylpflaster, Arg.-Perusalbe, ev. Kauterisation; Hühneraugenring. Behandlung des Grundleidens.

Mikrosporie s. Dermatomykosen S. 559.

Miliaria cristallina et rubra, Schweißfriesel. Rote oder wasserklare kleine Bläschen, in Folge starken Schwitzens.

Reichliches Einpudern mit Talkum, ev. 1 proz. Salizyl- oder Thymolspiritus.

Milium, Hautgrieß. Kleine (stecknadelkopfgroße) subepithelial gelegene, zwiebelschalenartig geschichtete, weißliche, ausschälbare Hornkugeln, besonders im Gesicht.

Einritzen der bedeckenden Epithelschicht und Expression des Milium mit dem Komedonenquetscher. Ev. Nachbehandlung mit 2—5 proz. Resorzinpaste oder -salbe.

Milzbrand s. Anthrax S. 551.

Molluscum contagiosum, Dellwarze. Hanfkorn- bis erbsengroße, eigenartig glasig transparente, halbkugelige, glatte, harte Geschwülstchen, die auf der Höhe eine Delle (Porus) zeigen. An Genitalien und im Gesicht am häufigsten, einzeln oder in Gruppen stehend, sehr langsam wachsend. Auf Druck mit Pinzette ausstülpbar; mikroskopisch Molluskumkörperchen (Glyzerinpräparat). Übertragbar.

Expression oder Abkratzung mit dem scharfen Löffel (Aethylchlorid) und Betupfen mit Acid. carbolic. liquefact. oder Eisenchlorid, danach Resorzinsalbe (2—5%).

Morphaea s. Sklerodermie S. 599.

Mycosis fungoides, Wucherflechte. Seltene, sehr chronisch verlaufende Dermatose. Man unterscheidet drei Stadien: 1. das prämykotische, erythematöse (Erythrodermia praemycotica), das von heftigem Juckreiz begleitet sehr lange, sogar mehrere Jahre bestehen kann; 2. das Stadium der Infiltrate (flache, verschiedengroße braunrote, ekzemähnliche Infiltrate); 3. das Tumorstadium, d. h. haselnuß- bis faustgroße und noch größere, braunrote, oft pilzförmige Tumoren, die nässen oder geschwürig zerfallen. Drüsen wenig geschwollen. Eosinophilie, sonst kein charakteristischer Blutbefund, wohl aber histologische Eigenart. Ätiologie unbekannt.

Am besten wirken Arsen (Solarson-, Natr.-arsenic.- oder Salv.-Natr.-Injektionen) neben Röntgenbestrahlungen, und zwar bei oberflächlichen Herden 3 x jeden 10. Tag, bei tieferen

5 x 0,5 mm oder 10 x 2 mm Filter. Daneben Kal. perm.-Bäder und antiseptische Verbände (Liqu. Alum. acet., H_2O_2, Kampferwein) bei Tumoren; in den ersten Stadien Tumenol-Ammon. wie beim Ekzem (s. auch Pruritus S. 588).

Naevi, Muttermäler. Angeborene oder erst mehr oder weniger lange nach der Geburt auftretende gutartige Neubildungen (bzw. Mißbildungen), die durch Vermehrung der Blutgefäße (Naevi aranei, vasculosi, Angiome, Kavernome), des Pigments (Naevi pigmentosi), des Bindegewebes und gewisser Zellen, sog. Naevuszellen (verruköse weiche und harte Naevi), von Drüsen (Naevi sebacei, syringomatosi), Haarbälgen (Naevi trichoepitheliomatosi) usw. entstanden sind. Manche Naevi sind strichförmig angeordnet (Naevi lineares), andre dunkel gefärbt und stark behaart (Tierfellnaevi). Auch die oft druckschmerzhaften myomatösen Naevi (Dermatomyome) seien hier genannt.

Zur Behandlung der Naevi dienen Exstirpation, CO_2-Schnee (10—30—60''), Elektrolyse, Röntgen- (10 x 1 mm oder 20 x 4 mm Alum.), Radium- oder Mesothorbestrahlung (s. darüber S. 541). Für Naevi aranei ist Elektrolyse oder Mikrobrenner, für alle andern Gefäßnaevi und Angiome oder Kavernome (auch Lymphangiome) CO_2-Schnee mit folgender Radium- oder Mesothor(auch Röntgen-)bestrahlung das beste (s. dort); das gleiche gilt für Naevi sebacei und die seltenen Schweißdrüsennaevi, zellige Warzen- und Pigmentnaevi. Bei flachen Pigmentnaevi CO_2- Schnee. Bei kleinen weichen Naevi auch Elektrolyse. Myomatöse Naevi und multiple Dermatomyome werden exstirpiert oder mit Röntgen behandelt (10 x 1 mm oder 20 x 3 mm Filter). Auch Diathermie und Kaltkauter wirken oft günstig und schnell.

Bei strichförmigen Naevi und Tierfellnaevus ebenfalls CO_2-Schnee mit nachfolgender Röntgen-, Radium- oder Mesothorbestrahlung oder Diathermie zu versuchen.

Narben, hypertrophische s. Keloide S. 576.

Nasenröte (s. auch Acne rosacea). Bei anämischen Frauen, mitunter Folge von Erfrierung.

Warm waschen; Betupfung mit heißem 1 ‰ Salizylwasser, 1 % Salicylspiritus oder Benzin. Ichthyol- oder Thigenolsalben (2—5 %), Entfernung mit Benzin, das vorübergehendes Blasserwerden bewirkt; tags Ichthosinpuder. CO_2-Schneebehandlung (10''). Vermeidung heißer und alkoholischer Getränke, Arsen oder Ichthalbin innerlich zu veruchen.

Neurodermitis chronica (Lichen Vidal) s. bei Ekzem S. 568.

Neurofibromatosis (Neurinomatosis), Recklinghausensche Krankheit. Auf angeborener Anlage beruhende Mißbildung der Haut, bestehend aus Pigmentmälern, kleinern und größern weichen Geschwülsten, blauen Flecken; daneben oft geistige Minderwertigkeit und Tumoren am Zentralnervensystem. Beginn im kindlichen oder jugendlichen Alter. Histologisch handelt es sich um Fibrome und Nervenfasergeschwülste oder Neurinome (von Schwannschen Zellen ausgehend).

Behandlung kann nur in Exstirpation großer Tumoren bestehen.

Onychomykosis s. Dermatomykosen S. 556.

Papillome s. bei Geschlechtskrankheiten S. 631.

Parapsoriasis, Schüppchenflechte. Man unterscheidet 2 Formen dieser seltenen chronischen Erkrankung: a) die Parapsoriasis guttata (Pityriasis lichenoides chronica), Jadassohnsche Schüppchenflechte, die rötliche (lachsfarbene) kleine Papeln mit in toto ablösbarer deckelartiger Schuppe aufweist und Lues vortäuschen kann; b) die Parapsoriasis maculosa (Erythrodermie pityriasique en plaques disseminées), Brocqsche Schüppchenflechte, eine oberflächliche, sehr hartnäckige, feinschuppende, an ein seborrhoisches Ekzem erinnernde, aber therapeutisch schwer zu beeinflussende Dermatose.

Behandlung bei a): Salicylpräcipitatanthrasolsalbe, auch sonst wie bei Psoriasis; bei b): Schwefelbäder, Salicylschwefelsalbe, Schwefelteersalbe, Sol. lithanthr. aceton. Sack; bei beiden ferner Röntgenstrahlen (3 x jeden 10. Tag, dreimal).

Pediculosis, Läusekrankheit.

a) **Pediculi capitis, Kopfläuse.** Bei Jucken, Kratzeffekten, impetiginösem Ekzem, Drüsen an Kopf und Nacken stets sorgfältig nach Pediculi und Nissen suchen; auch bei Kindern und Frauen besserer Kreise (Übertragung in der Schule, auf Reisen); am leichtesten an Schläfen- und Nackenhaaren zu finden, zweifelhafte Nissen mit Lupe oder Mikroskop ansehen! Durch Pediculi capitis (Blepharitis, Halsdrüsen, Ekzem) kann Skrofulose vorgetäuscht werden.

Die besten Mittel zur Abtötung der Läuse und ihrer Eier sind 10proz. Naphthalinöl (Naphthalin 10,0, Ol. sesam. ad 100,0) oder Acetum sabadillae; ersteres ist bei starker Krustenbildung und wunden Stellen vorzuziehen, da es nicht so beißt wie Sabadillessig. Auch Petroleum und Perubalsam, zu gleichen Teilen mit Öl gemischt, sind brauchbar. Anlegen eines gut schließenden Flanellverbandes (Läusekappe) ist für den Erfolg wesentlich; darüber ev. noch Gummipapier. Gewöhnlich sind nach 24 Stunden, in schwereren Fällen erst nach 48 Stunden die Läuse und ihre Brut vernichtet; bei starker Verklebung der Haare (Weichselzopf) läßt man die Kappe 3 Tage erneut anlegen. Frauenhaar braucht und darf nicht kurz geschnitten werden, da diese grausame entstellende Maßnahme überflüssig ist; bei Männern und Knaben Kurzschneiden empfehlenswert.

Nachbehandlung mit heißen Seifenwaschungen und sorgfältigem Durchkämmen erst mit gröberem, dann mit Staubkamm. Bettwäsche wechseln, Desinfizieren der Hüte und sonstigen Kopfbedeckungen mit Benzin oder Terpentin. Gegen Pyodermien und Ekzem 5—10 proz. Schwefel- oder Hg-Präzipitatsalbe oder bei sehr reizbarer Haut 2 proz. Salizyl- oder 5 proz. Borsalbe.

b) **Pediculi pubis (Phthirii inguinales, Morpiones), Filzläuse.** Diese sitzen nicht nur in den Schamhaaren, Achselhaaren und stärkeren Haaren des Rumpfs und der Extremitäten, sondern auch an feinern Lanugohaaren, selten auch im Bart, an Augenbrauen und Wimpern und ganz ausnahmsweise an den Rändern des Kopfhaars. Lividblaue Flecke, Maculae caeruleae bes. an Hüften, Kreuz usw.

Das beste Mittel ist Einreiben mit 1 proz. Sublimatglyzerin 1—2 mal täglich, 3 Tage hintereinander, zur Sicherheit nach 8 Tagen nochmals 2 Tage und Seifenbäder. Bei Hautreizung Pudern. Graue Salbe ist zwar gut, aber zu widerraten, weil sie die Wäsche beschmutzt und die Haut stark reizen kann. Auch Ung. Calomel. Heyden oder 20 proz. weiße Präzipitatsalbe können ähnlich wie Sublimatglyzerin angewendet werden. Bezüglich Hg-Dermatitis s. S. 551. Wäschewechsel und Reinigung! Phthirii der Zilien sucht man ab und wendet 1—2 proz. gelbe Quecksilbersalbe an.

c) **Pediculi vestimentorum, Kleiderläuse.** Sitzen vorzugsweise in den Kleiderfalten, Nisse aber auch an den Haaren. Charakteristisch Kratzeffekte an Schulter-, Kreuz- und Hüftgegend. Wichtig als Überträger von Krankheiten, vor allem des Flecktyphus (Verschleppung durch Luftstrom)! Gute Beleuchtung und Lupe für Erkennung weniger Exemplare wichtig.

Desinfektion aller Kleider in strömendem Wasserdampf, trockner Hitze von 80° in mit Naphthalindampf gesättigter Luft (Kästen mit seitlich luftdicht angebrachter Retorte zum Erhitzen des Naphthalins — auch für Ledersachen unschädlich!) oder durch Ausschwefeln (schweflige Säure). Außerdem 25 proz. Schwefelsalbe zur Einreibung des Körpers (Nisse an Haaren!) oder Perubalsam (mit Alkohol aa) oder Ol. therebinthin. rectificat. Prophylaktisch am besten Einbürsten der Wäsche und Kleiderfalten mit Sulf. praecip., Talc. ven. aa. Das ferner empfohlene 3 proz. Trikresolpuder oder Naphthalin riecht übel. Im Krieg Entlausung in besondern Entlausungsanstalten (s. S. 163). Außerdem heiße Seifenbäder und seidene Unterwäsche empfehlenswert.

Pemphigus hystericus und **arteficialis** s. auch Hautgangrän S. 573.

Genaue Beobachtung, Durchsuchung der Sachen, abschließender Verband, psychische Behandlung; örtlich Salicyl- oder Borsalbe, Bäder.

Pemphigus neonatorum s. bei Pyodermien S. 594.

Pemphigus vulgaris (acutus) chronicus, Pemphigus foliaceus, vegetans, Blasensucht. Schwere häufig tödlich endende Krankheit, oft mit Fieber und Allgemeinstörungen einhergehend, charakterisiert durch das Auftreten großer erst seröser, dann getrübter Blasen auf der Haut und den Schleimhäuten. Akute Form selten, schwer und bald zum Tod führend (Art Sepsis?). Gewöhnlich subakut oder chronisch; Beginn mitunter an den Schleimhäuten (Mund, Larynx usw.). Epidermis oft bei Druck leicht verschieblich gegen Unterlage (Deckschichtlockerung — Nikolskysches Phänomen). Oft Eosinophilie im Blute und am Grund der Blasen. Beim Pemphigus foliaceus (Schälblasensucht) versiegt die Blasenbildung, und es kommt zu hochgradiger blätterteigartiger Abstoßung der Hornschicht am ganzen Körper (ähnlich Dermatitis exfoliativa); bei Pemphigus vegetans (Wucherblasensucht) an breite Kondylome erinnernde wuchernde Flächen an Genitalien, After, Achselhöhlen usw.; Verwechselung mit Lues vermeiden! Bei frischem vulgären Pemphigus Möglichkeit einer Verwechselung mit bullösem Erythema exsudativum, bullöser Impetigo, Pemphigus hystericus beachten!

Innerlich vor allem Chinin (3 mal 0,25—0,5) lange Zeit; auch Arsenpräparate (Solarson, Neosalvarsan) manchmal nützlich; bei pruriginösen Formen auch Antipyrin oder Aspirin; bei hochgradigem Schmerz und Schlaflosigkeit Morphium oder Pantopon, Schlafmittel. Auch Calcium und Injektion von Normalserum (s. S. 543) empfohlen.

Äußerlich Bäder mit Kal. perm. oder Schwefel, Puderung, Borsalizylsalbe (5,1%) mit Verbänden, 5 proz. Tumenoltrockenpinselung. Bei großer Schmerzhaftigkeit 10 proz. Zykloform- oder Anästhesinzusatz zu den Salben. Weiche Wäsche, lockere Verbände. Offene Stellen mit 2—5 proz. Arg. nitr.-Lösung betupfen. In schweren Fällen Hebras permanentes Wasserbad (37°) s. S. 537. Blasenbildungen im Munde werden mit Gurgelung von H_2O_2, Pinselungen mit Arg. nitric. (ev. auch Alypin. nitr. 2—5%) behandelt. Daneben gute Ernährung, Stärkungsmittel (Somatose, Tropon, Sanatogen usw.).

Bei Pemphigus foliaceus und vegetans neben Kal. perm.- oder Schwefelbädern H_2O_2- oder Liqu. Alum. acet.-Umschläge, ferner Röntgenbestrahlung (3 x ohne oder 5 x bei 0,5 mm Filter jeden 10. Tag) und Schwefeltrockenpinselung.

Auch Lichtbehandlung (Höhensonne) ist mitunter nützlich bei Pemphigus vulgaris.

Perniones s. bei Congelatio S. 554.

Phthirii s. Pediculi S. 584.

Pigmentanomalien s. Epheliden, Chloasma. Naevi, Vitiligo, Morbus Addison, Arzneiausschläge, Arsenmelanose, usw.

Pili annulati, Ringelhaare. Haare bei gleicher Dicke abwechselnd hell und dunkel gefärbt.

Behandlung: 10 proz. Sulfoformöl und ev. Haare färben.

Pili moniliformes (Aplasia pilorum intermittens), Spindelhaare. Haare zeigen regelmäßige spindelartige Auftreibungen (etwa 1 mm lang), sind kurz und brechen an den Einschnürungen leicht ab. Familiäre erbliche Anomalie mit Keratosis pilaris vergesellschaftet.

Salizylsulfoformöl (2,10%), Salizylschwefelsalbe (2,10%), ev. auch Quarzlampe können versucht werden.

Pityriasis capitis s. Alopecia pityrodes S. 549.

Pityriasis lichenoides chronica s. Parapsoriasis S. 583.

Pityriasis rosea, Schuppenröschen. Akute früher mit Trichophytie zusammengeworfene Erkrankung, beginnt mit oberflächlichen roten Flecken, die schnell peripher wachsen, sehr bald im Zentrum trockne Schüppchen zeigen und runde oder ovale, mit der Längsachse in der Spaltrichtung der Haut gelegene medaillonartige Scheiben bilden, die rosaroten Saum und gelbliches schilferiges Zentrum aufweisen. Lokalisation Rumpf, besonders Seitenteile, seltener Extremitäten und Hals. Ursache unbekannt. (Tragen ungewaschener Wollwäsche?) Pilzbefund negativ. Im Beginn Verwechselung mit Roseola syphil. vermeiden, die nie Schuppung zeigt.

Nicht baden! Zur Behandlung genügt 2 proz. Salizylvaseline, 2 proz. Naphtholschwefel- oder Resorzinsalbe nebst Talkumpuderung. Auch 5—10 proz. Schwefeltrockenpinselung (Rez. 40, 41 S. 534) empfehlenswert. In hartnäckigen Fällen stärkere Salizylschwefelsalbe (2,10%) oder auch $^{1}/_{10}$ proz. Chrysarobinpaste, ev. Röntgenbehandlung (wie bei Psoriasis). Wollwäsche meiden! Bei reizbarer Haut nur 2 proz. Salizylvaseline oder Zinköl. Bei nachbleibendem Juckreiz Thymolmentholspiritus ($^{3}/_{4}$, 1%) mit 10% Glyzerinzusatz und Pudern. Höhensonnenbestrahlung (5 Min.) ist empfohlen, aber nicht nötig.

Pityriasis rubra Hebrae s. Erythrodermien S. 571.

Pityriasis rubra pilaris, Stachelflechte. Wird von manchen mit Lichen ruber acuminatus für identisch gehalten. Charakterisiert durch das Auftreten derber follikulärer konischer Knötchen und reibeisenartige Rauhigkeit der Haut. Die Farbe ist weiß bis grauweiß, meist aber rötlich bis rötlichbraun. Prädilektionsstellen sind Streckseiten der Unterarme und Unterschenkel, Hand- und Fingerrücken, doch können auch alle übrigen Körperteile befallen sein. Oft weisen Handteller und Fußsohlen dicke Schwielenbildungen auf. Vergl. Pechhaut S. 552.

Arsen meist ohne Erfolg. Täglich oder 2—3 mal wöchentlich heiße Seifenbäder und danach Einreiben mit 5—10 proz. Salizyl- oder Salizylschwefelsalbe, an den schwieligen Handtellern und Fußsohlen 5—10 proz. Salizylhebrasalbe oder Salizyltrikoplast. Ev. Röntgen wie bei Lichen ruber.

Pityriasis versicolor s. bei Dermatomykosen S. 559.

Porokeratosis (Mibelli), **Porschwielen.** Seltene durch rundliche Scheiben mit bogigem scharfen rillenförmigen Hornsaum charakterisierte naevusartige, familiäre Dermatose bes. an den Extremitäten (Händen).

Behandlung mit Salizylsalben, Röntgenstrahlen versuchen.

Prurigo, Juckblattern. Mit dieser Bezeichnung werden mehrere chronische Dermatosen belegt, die primären heftigen Juckreiz und nachfolgende kleine Knötchen (Prurigopapeln) oder Lichenisation gemeinsam haben. Hierher gehören:

1. **Prurigo simplex infantum, Strofulus** (Urticaria chronica oder Lichen urticatus) **infantum, Juckpöckchen.** Eine in den ersten Lebensjahren häufige, durch heftig juckende papulöse, oft ein kleines Bläschen tragende urtikarielle Knötchen charakterisierte Krankheit, die nach Monaten oder Jahren (im 4.—6. Lebensjahr) gewöhnlich erlischt, aber in seltenen Fällen in die echte Prurigo Hebrae übergehen kann. Mitunter bei Verdauungsstörungen oder Zahndurchbruch (Zahnpocken); oft auch bei sonst gesunden Kindern. Nährschaden (zu fette Milch, artfremdes Eiweiß).

2. **Prurigo Hebrae, Juckblattern,** ebenfalls in früher Kindheit, meist im 2. Lebensjahre beginnend mit starkem Juckreiz an den Streckseiten der Extremitäten und dem Gesäß; dabei kleinste, mehr fühl- als sichtbare Knötchen, die bald aufgekratzt werden. Gesicht, Knie- und Ellbeugen gewöhnlich frei, schubweise Exazerbationen. Allmählich Anschwellung der Femoral- und Achseldrüsen (Prurigobubonen). Mildere und schwerere Formen (Prurigo mitis bzw. ferox); bei letzterer Juckreiz so heftig, daß Schlaf und Ernährung gestört ist und Bürsten, Striegel usw. zum Kratzen benutzt werden statt der nicht mehr genügenden glatten, wie polierten und glänzenden Fingernägel. Oft Eosinophilie in der Haut und im Blut und Kombination mit neurodermitischen Herden.

3. **Prurigo symptomatica** oder **diathetica, Juckquesen.** Prurigoartige Effloreszenzen bei Pseudoleukämie, Malaria chron., chronischen Nierenleiden, Tumoren, Intoxikationen usw.

4. **Prurigo vulgaris** oder **lichenoides** (= Neurodermitis), **Juckflechte** wird von manchen Autoren hierher gerechnet, auch in Form sog. pruriginöser Ekzeme der Gelenkbeugen und des Gesichts (gewissermaßen Prurigo inversa, also mit umgekehrter Lokalisation) s. bei Ekzem unter Neurodermitis chron. S. 568.

Bei allen Prurigokranken auf Verdauungsstörungen und Diät achten. Mehr vegetabilische Kost; bei Kindern zu fette Nahrung und ev. auch Eier meiden. Innerlich Kalzantabletten oder Kalziumkompretten (s. S. 543), Menthol in Pillen (Mentholi 5,0, Mass. pilul. q. s. ut fiant pilul. Nr. 50, Obduc. gelatin. 3 mal täglich 1—2 Pillen oder Menthol. 0,1, Ol. amygdal. 0,25 in Geloduratkapseln 3 mal 1 Kapsel auch bei Kindern). Ferner Pilokarpininjektionen zu 0,01—0,02 täglich (Pilocarpin. hydrochlor. 0,2, Aqu. carbol. ad 10,0, $^1/_2$—1 ccm subkutan zu injizieren); bei Kindern Syr. Jaborandi 1—2 Teelöffel zum Schwitzen. Bei Anämie Arsen- und Eisenpräparate. Auch Brom mit Antipyrin oder Aspirin manchmal nützlich. Gute Hautpflege, Bäder mit Kleie-, Kal. perm.- oder Schwefelzusatz (s. S. 536) täglich oder alle 2 Tage. Beim Strofulus daneben Salizylnaphtholsalbe (je 2%) oder Tumenol- (5—10%), Naftalanpaste (20%) oder Mentholanthrasolsalbe (1%, 2—5%) und Pudern mit Talkum; bei gleichzeitiger Pyodermie Salizylnaphtholschwefelsalbe (2,2, 10%). Überfütterung vermeiden (nicht zu viel Milch und Süßigkeiten!). Bei Prurigo Hebrae weiche Mentholtumenolammoniumpaste (1%, 10%), Salizylanthrasolsalbe (2%, 5—10%); auch Thymolmentholanthrasolspiritus (s. bei Pruritus S. 589) oder Epikarinmentholglyzerinspiritus (s. bei Scabies S. 598); ferner Tumenolbromokollschüttelmixtur (s. S. 534) und andre bei Pruritus genannte Mittel. Oft wirkt Entfernung aus der gewohnten Umgebung und zwar Krankenhausaufenthalt oder Nordsee- oder Gebirgsklima bei schweren Fällen sehr schnell günstig. Auch Röntgenstrahlen sind empfehlenswert (3 x 3 mal, ev. 4—5 x bei 0,5 mm Alum.-Filter). Ebenso wirken Höhensonnebestrahlungen manchmal gut.

Pruritus (universalis et localis), Jucksucht. Reiner Juckreiz, bei dem die Haut außer Kratzeffekten und ev. sekundären Pyodermien keine Efflorescenzen zeigt. Auf Scabies, Pediculi usw. genau achten! Andre juckende Dermatosen, z. B. beginnenden Lichen planus, Urticaria usw. nicht übersehen! Auf Intoxikation (übermäßigen Kaffee-, Tee-, Alkoholgenuß, Mißbrauch von Tabak, Morphium, Kokain, Arsen usw.) fahnden! Endlich auf veranlassende innere und Nervenleiden achten (z. B. Diabetes, Gicht, Arteriosklerose, Leber- und Nierenleiden, Magendarmleiden, Leukämie, Tumoren der Drüsen oder innern Organe)! Bei Pruritus genitalium et ani Prostata und Blase, Uterus usw. untersuchen, auf Oxyuren, Hämorrhoiden usw. achten! Pruritus hiemalis tritt bei Kälte und zu trockner (Heiz-)Luft besonders an den Unterschenkeln auf. Pruritus senilis Folge von Arteriosklerose oder Altersveränderung der Haut (Xerodermie).

Nachweisbare Ursache ausschalten. Diät und Stuhlgang regeln, ev. einige Zeit leichte Abführmittel; reizlose mehr vegetarische Kost. Kühl schlafen, keine Wollwäsche, ev. Klimawechsel (Hochgebirge, See). Innerlich können Mentholpillen oder Kapseln (s. bei Prurigo), ev. auch Karbolpillen (Acid. carbol. 6,0, Extr. rad. Althaeae, Ung. glycerin. q. s. ut fiant pilul. Nr. 100 3 mal täglich 1—3 Pillen), ferner Aspirin, Antipyrin usw. versucht werden. Alkohol, Tabak, starken Kaffee verbieten!

Gute juckstillende Mittel sind Menthol, Thymol, Karbolsäure, Tumenolammonium, Liqu. carbonis detergens, Anthrasol und andre Teerpräparate, Bromokoll, Anästhesin, Chrysarobin, Salizylsäure, β-Naphthol, Ichthyol. Die bequemste und reinlichste Anwendungsform ist die spirituöse Lösung mit 5—10 proz. Glyzerinzusatz; hierfür eignen sich Menthol (1—3%), Thymol (1/2—1%), Karbolsäure, Naphthol (1—2%), Anthrasol und Liqu. carbon. deterg. (3—10%). Bewährte Formeln sind Rez. Nr. 11, S. 530 und Thymol 1,5, Menthol 4,0, Anthrasol 3,0 (—5,0), Glycerin. p. 10,0, Spir. vin. ad 200,0. Diese Lösungen werden eingerieben und danach gepudert, auf wunden Stellen brennen sie; bei älteren Leuten kühlt Menthol öfters unangenehm stark. Nächstdem sind wirksam Trockenpinselungen (Lotio zinci) mit 10% Tumenolammonium oder 5—10% Liqu. carbon. deterg.; beiden kann 10—20% Bromokoll zugesetzt werden (Rez. 37, 38, 39, S. 534). Bei starkem Pruritus nachts statt dessen Pasten mit 10% Tumenolammonium; an den Genitalien und dem Anus weiche Pasten (Past. zinc. mit Ung. paraff. oder Eucerin aa). Bei trockner Haut (Pruritus senilis, hiemalis) besser Salben, z. B. 2proz. Salizylnaphtholsalbe, Salizylanthrasolsalbe (2,5%), Mentholtumenolsalbe (2,10%), bei sehr empfindlicher Haut auch Kühlsalbe mit Liqu. Alum. acet. (Rez. Nr. 19 S. 531). Bei Pruritus ani et genital. ist die farblose Kalomelanthrasolsalbe sehr empfehlenswert (Calomel. v. p. 3,0, Anthrasol 1,5—3,0, Eucerin oder Laneps ad 30,0), in hartnäckigen Fällen ferner 1/4—1/2, ev. 1 proz. weiche Chrysarobinzinkpaste. Als Teerpräparat ist ferner die Solut. lithanthrac. aceton. (Rez. Nr. 13, S. 530) bequem anwendbar und wirksam. Auch die im Handel vorrätige 20 proz. Bromokollsalbe kann ev. mit obigen Zusätzen empfohlen werden, desgl. Cadogel, ein farbloses neues in 3 Stärken vorrätiges Teerpräparat.

Vielfach wirken warme Bäder mit Kleie-, Eichenrinden- oder Schwefelzusatz günstig, werden aber nicht immer vertragen. Auch warme Duschen (35° und mehr) von 2—3 Minuten Dauer sind zu versuchen, gelegentlich auch heiße Luftdusche (Föhn). Besonders an Genitalien und Anus sind recht warme Kamillenwaschungen und Aufdrücken heißer, damit getränkter Schwämme sehr empfehlenswert; ferner recht warme Spülungen von Vagina (Kal. perm.) und Mastdarm (Kamillentee), außerdem Ichthyolsuppositorien mit Belladonna (0,15 Ichthyol, 0,02 Extr. Bellad. pro suppos.). An den Unterschenkeln sind manchmal Zinkleimverbände wirksam. In schweren Fällen kann auch Aderlaß mit Blutwaschung oder Einspritzung normalen Serums (s. S. 543) versucht werden. Hervorragend wirksam ist auch, wo sonst nichts hilft, die Röntgenstrahlung (3 x ohne Filter alle 10 Tage oder an Genitalien und Anus oder bei hartnäckigem anderswo lokalisierten Pruritus 5 x 0,5 mm Alum.-Filter alle 10—12 Tage); sie sollte stets angewandt werden. Unzuverlässiger ist Hochfrequenz und Höhensonnebestrahlung.

Pseudopelade s. Alopecia atrophicans S. 549.

Psoriasis vulgaris, Schuppenflechte. Beginn mit frischroten, scharf begrenzten, leicht erhabenen Papeln, die trockne, silberglänzende, in Lamellen abkratzbare Schuppen tragen, nach deren Entfernung punktförmige Blutung auftritt. Peripheres Wachstum mit oder ohne zentrale Rückbildung; durch Konfluenz Figurenbildung mannigfachster Art. Streckseiten der Extremitäten, Kopf, Rumpf bevorzugt, Flachhände, Fußsohlen seltener befallen. Selten Beschwerden und Juckreiz. Beginn meist in der Jugend, viele Rückfälle. Mitunter Gelenkaffektionen. Differentialdiagnostisch Syphilis, seborrhoisches Ekzem, Trichophytie, Parapsoriasis beachten (s. dort). Mitunter gereizte Formen; zuweilen Übergang in Dermatitis universalis mit starker Exfoliation; Nagelveränderung (Grübchen, Bildung subungualer graugelblicher Hornmassen) erleichtert dann die Diagnose.

Heilung kann nicht versprochen werden, wohl aber mehr oder weniger langes Verschwinden aller Krankheitszeichen. Die besten Mittel sind Chrysarobin, an dessen Stelle neuerdings Cignolin sehr empfohlen wird, und Röntgenstrahlen; gut wirken ferner Pyrogallol, Teer, Hydr. praecip. alb. Unterstützt wird die externe Behandlung durch Arsen (Pillen, Sol. Fowl., Solarson- oder Natr. arsen.-Injektionen s. S. 542), das die Rezidive hintanhalten soll (6—10 wöchige Kur). Vor Beginn der eigentlichen Kur werden die Schuppen durch warmes Seifenbad und 2—5 proz. Salizylvaseline (oder -Laneps) entfernt. Die Chrysarobinkur verschmutzt die Wäsche, auch wenn schwache Pasten gebraucht werden. Letztere ($^1/_4$—$^1/_2$, ev. 1 proz. Zinkpasten) werden täglich einmal eingerieben (Borstenpinsel); daneben 1—2 mal wöchentlich warmes Seifenbad. Rückgang in 2—4 Wochen bei Weißfärbung der Herde und Violettfärbung der gesunden Haut. Bei sehr trockner Haut $^1/_4$—$^1/_2$ proz. Chrysarobinsalbe oder ganz weiche Paste empfehlenswert. Diese milde Kur kann auch in der ambulanten Praxis durchgeführt werden, wenn alte Wäsche geopfert wird. Einzelne begrenzte Herde können auch mit 10 proz. Chrysarobintraumatizin (oder 10 proz. Cignolinkollodium oder -aceton) täglich einmal bepinselt werden. Stark wirkend, wenig reizend, aber sehr schmutzend ist die Dreuwsche Salbe (Acid. salicyl. 10,0, Chrysarobin, Ol. rusci aa 20,0, Sapon. virid., Adip. lanae aa 25,0), womit die Herde 5—6 Tage lang morgens und abends bepinselt werden; dann einige Tage Vaselineinfettung und Wiederholung des Turnus nach Bedarf. Wegen der Gefahr von Konjunktivitis und Hornhautgeschwür soll Chrysarobin im Gesicht und am Kopf nicht gebraucht werden.

Gesicht und *Kopf* werden vielmehr mit *Präzipitatsalbe*, der *Salizyl* und *Anthrasol* (oder Liquor carbon. deterg.) zugesetzt werden kann, behandelt. Empfehlenswert ist folgende Salbe: Acid. sal. 2,0, Hydrarg. praecip. alb. 10,0, Anthrasol 5,0, Vasel. flav. ad 100,0, die als *reinliches Mittel* auch am *Körper* angewandt werden kann. Sie wird täglich zweimal eingerieben, wirkt langsamer, aber Pinselung mit 5—10 proz. Pyrogallusspiritus oder Teerlösung (Solut. lithanthr. aceton.) kann daneben gebraucht werden; bei blondem Haar ist Pyrogallol auf dem Kopf zu widerraten, da es die Haare dunkel färbt. Die Kombination von Präzipitatanthrasolsalbe mit Pyrogallolspiritus ist sonst in der *Privatpraxis* sehr empfehlenswert.

Noch besser ist der Gebrauch dieser Salbe neben *Röntgenstrahlungen*; 3 x ohne Filter werden mit 10 tägigem Abstand 2—3 mal gegeben; auf diese Weise kann auch der Kopf 1—2 mal bestrahlt werden, ohne daß die Haare ausfallen. Bestrahlung nur bis zum Rückgang der Effloreszenzen, nicht länger, da sonst Rezidiv provoziert werden kann. Bei reizbarer Haut ist neben Röntgen nur 1—2 proz. Salizylvaseline anzuwenden.

Bei *akuten Psoriasisausbrüchen* (reizbaren Formen) Vorsicht mit Arsen und irritierenden Mitteln; hier erst nur Salizylvaseline, ev. mit 3 proz. Tumenolzusatz; erst allmählich Übergang zu Anthrasol- und Präzipitatzusatz und Röntgenbestrahlung. Auch bei *universeller Psoriasis* unter dem Bilde einer exfoliativen Dermatitis nur milde Salizylvaseline und vorsichtige Röntgenstrahlung. Bei *hartnäckiger Psoriasis* der Handflächen und Fußsohlen sowie der Nägel (auch Handrücken und Finger) ebenfalls Röntgen und Salizylteersalben (Ol. cadin. 5—10 %). *Derbe inveterierte Psoriasisherde* werden hier wie auch sonstwo besser mit 5 x 0,5 mm Alum. bestrahlt.

Bei ausgedehnter Verwendung von Chrysarobin, Teer, Pyrogallol auf Urin (Eiweiß, Verfärbung) achten sowie auf sonstige Intoxikationserscheinungen.

Ein Mittel, das die Rückfälle verhindert, kennen wir nicht; Arseninjektionen wirken manchmal in diesem Sinne. Auch nach Rückgang aller Erscheinungen ist Psoriatikern häufiges Baden und Einsalben mit Salizyleucerin oder Vaseline zu empfehlen.

Purpura, Blutsprossen. Folge von Intoxikation (Jod, Kopaivbalsam, Quecksilber, artfremdem Serum usw.) oder bei bestimmten Infektionskrankheiten (Scharlach, Angina, Pocken, Flecktyphus, usw.) oder bei Bluterkrankungen (Leukämie usw.) und Kachexie oder eigene Krankheit, die als Purpura rheumatica leichter oder als Morbus maculosus Werlhofii schwerer verläuft. Über Skorbut, Barlowsche Krankheit und Purpura s. auch S. 71. Besondere rein dermatologische Formen sind die Purpura senilis (Blutungen an den Unterschenkeln alter Leute), ferner die Purpura annularis teleangiectodes Majocchi, chronische kreisförmige gelbliche Purpuraflecke mit Teleangiektasien, mitunter auch Jucken einhergehend, ebenfalls an den Beinen.

Bei toxischer Purpura Beseitigung der Ursache; bei Purpura rheumat. und Werlhofii Salizylpräparate, Diät (s. innere Krankheiten). Bei Purpura senilis Hüten vor Anstrengung, Salizyl- (1 %), Ichthyolsalbe (2—4 %), Wickelung der Beine. Bei Purpura teleangiectodes dasselbe, ev. Kalziumkompretten (s. S. 543).

Pustula maligna s. Anthrax S. 551.

Pyodermien, Grindausschläge sind in mannigfacher Form auftretende oberflächliche oder tiefere Erkrankungen der Haut und ihrer Anhangsgebilde (Haare, Schweißdrüsen, Nägel), die durch Eiterkokken (Staphylo- und Streptokokken) verursacht und in verschiedenem Grade kontagiös sind. Die oberflächlichen Infektionen erzeugen anfangs klare, später getrübte, peripher fortschreitende Blasen, die bald zu Krusten eintrocknen (Impetigo contagiosa und vulgaris) oder als solche weiterkriechen (Impetigo bullosa manuum oder Bulla rodens) oder bei Neugeborenen in Form zarter Blasen als Pemphigus neonatorum (Pemphigoid) auftreten; ferner können sie bei Lokalisation an den Balgöffnungen das Aufschießen primärer Pusteln (Impetigo follicularis) bewirken. Die tiefergreifenden Erkrankungen sind das Ekthyma vulgare, das besonders an den Beinen in Form flacher runder Geschwüre vorkommt, Furunkel und Karbunkel, knotige Entzündungen der Haarbälge und des sie umgebenden Gewebes, Schweißdrüsenentzündungen der Achseln, die flächenhafte zur Abszedierung neigende Knoten darstellen, und die multiplen (Schweißdrüsen-) Abszesse der Neugeborenen (Periporitis). Auch andre Dermatosen, wie Skabies, Ekzem, Dyshidrosis, können mit Eiterkokken sekundär infiziert werden, man nennt sie dann impetiginisiert. Durch pyogene Kokken werden ferner hervorgerufen das streptogene Erysipel und die durch Staphylo- oder Streptokokken erzeugten Phlegmonen, die andernorts besprochen werden. Nahe stehen den Pyodermien die Dermatitis Ritter (s. S. 555), die Folliculitis barbae, die tiefen abszedierenden und unterwühlenden Follikulitiden der Kopfhaut (Perifolliculitis capitis abscedens et suffodiens) und die sklerosierende Follikulitis der Nackenhaut.

Die Impetigo follicularis, Periporitis, Furunkel und Karbunkel, einige Fälle von Impetigo contag. und Pemphigoid sind staphylogen, während das Ekthyma vulgare, viele Fälle von Impetigo contag. und des Pemphigoids streptogen sind.

Zur Behandlung der Pyodermien dienen neben Bor- und Salizylsalben vor allem eiterwidrige Mittel, wie Schwefel- und Quecksilbersalben und Pasten, ferner Liquor Alum. acet. (mit Spirituszusatz) als feuchter Verband, 10proz. Formalinlösung als Pinselung, und Kal. perm., Sublimat und Schwefel in Bädern. Alle tiefern und hartnäckigen Pyodermien, besonders Furunkulose und Periporitis werden durch Staphylokokkenvakzine (intraglutäale, ev. auch intravenöse Injektionen) günstig beeinflußt. Neben selbsthergestellter Autovakzine oder polyvalenter Vakzine kommen für den Praktiker käufliche Mischvakzinen, so das Opsonogen (Güstrow) und Leukogen (Höchst) in Betracht, die als schwächeres (100 Millionen Keime im Kubikzentimeter) und stärkeres (500 Millionen im Kubikzentimeter) in Amphiolen zu 1 ccm abgegeben werden; Leukogen ist auch in Kartons mit steigenden Dosen und in Fläschchen zu 5 ccm käuflich. Davon werden Erwachsenen alle 3 (ev. auch 2) Tage steigend 50, 100, 250, 500, 750, 1000, ev. auch 1200 Millionen Keime intraglutäal injiziert; tritt Fieber ein, so vergrößert man die Pause und erhöht die Dose nicht so schnell; bei kleinen Kindern gibt man 10, 20, 30, 50, 75, 100 Millionen, ev. auch mehr. Im ganzen genügen oft schon 6—8, manchmal erst 8—12 Einspritzungen. In schweren oder fieberhaften Fällen empfiehlt es sich, die Dosis noch vorsichtiger zu wählen und mit 25 Millionen bei Erwachsenen, 5 bei Kindern anzufangen. Zu beachten ist, daß eine Anzahl von Pyodermien, wie Impetigo, Ekthyma, Furunkulose, im Anschluß an andere Krankheiten auftreten, und zwar infolge von Pediculosis, Skabies, Ekzem, Strofulus usw. Daher nach Pediculi, Milben suchen und das Grundleiden ev. behandeln!

a) **Impetigo contagiosa** oder **vulgaris, Grindblasen.** Beginn mit wasserhellen, sich bald trübenden und zu honiggelben oder dunkler gefärbten Krusten eintrocknenden Blasen, die peripher wachsen, rundlich gestaltet sind und konfluieren können; wegen der schnellen Verkrustung sieht man meist nur die scharf begrenzten gelben bis bräunlichen Borken, unter denen sich eine Erosion befindet; Umgebung kaum entzündet. Nach Abheilung bleiben noch einige Zeit rote Flecke zurück. Meist sind die Borken dick, in seltenen Fällen dünn; dann Unterscheidung von Trichophytie schwierig (Pilzbefund!). Hauptlokalisation: Gesicht. Die vornehmlich bei Kindern vorkommende Erkrankung ist übertragbar (oft familiär).

Die Behandlung ist einfach und geschieht am besten mit 5—6proz. Quecksilberpräzipitatzinksalbe (Hg. praec. alb. Zinc. oxyd. aa 1,5—2,0, Vasel. flav. [Laneps] ad 30,0); bei Idiosynkrasie kann Reizung eintreten. Dann 2 proz. Salizyl- oder 5 proz. Borvaseline. Auch Zinnobersalbe (Rez. Nr. 23 S. 531) und 5 proz. Schwefelsalbe oder Paste sind empfehlenswert. Hartnäckige Herde können auch mit 2—3 proz. Arg. nitric.-Lösung oder verdünnter Jodtinktur (1:4 Spir.) gepinselt werden. Die roten Flecke, welche öfters zurückbleiben, gehen durch schwache (5%) Hg-Präzipitatsalbe schneller zurück. Weitere Übertragung durch Autoinokulation verhüten, Nägel kurz schneiden und gut reinigen!

b) **Impetigo bullosa manuum** (Bulla rodens) und **Paronychie, Kriechblase, Nagelgrind.** Kleinere oder größere peripher fortkriechende Blasen an Fingern und Händen, auch am Nagelfalz; letztere mitunter hartnäckig eiternd.

Behandlung besteht in Abtragung der Blase, Verband mit essigsaurer Tonerde (ev. mit Spirituszusatz), dann Hg-Präzipitatsalbe (siehe oben); auch Betupfen mit Arg. nitric. (2—5%) oder Tinct. jodi. Ev. auch Kal. perm.- oder Sublimathandbad.

c) **Impetigo follicularis (Bockhart), Grindpöckchen.** Zahlreiche follikuläre Pusteln, in kleineren oder größeren Herden gruppiert; Inhalt der Bläschen von vornherein eitrig.

Behandlung mit 5—10 proz. Schwefelsalbe oder Paste oder Präzipitatzinksalbe (siehe oben). Vorher ev. antiseptische Umschläge (Liqu. Alum. acet.). 10 proz. Formalin-Pinselung zum Schutz der Haut.

d) **Pemphigus neonatorum** (Pemphigoid der Neugeborenen), **Schälblasen.** Bis walnußgroße, helle oder getrübte Blasen, die eintrocknen oder sich in oberflächliche Erosionen verwandeln. Ansteckend! Unterscheidung vom syphilitischen Pemphigus wichtig (bei diesem Handflächen und Fußsohlen betroffen, Spir.-Nachweis, WaR, sonstige Zeichen von Lues!).

Behandlung besteht in Bädern mit Kal. perm. oder Sublimat (s. S. 537), ferner 2—5 proz. Präzipitatzinksalbe oder Borsalbe und Pudern.

e) **Ekthyma vulgare, Grindgeschwüre.** Eine hauptsächlich an den Unterschenkeln, aber auch sonst, z. B. am Gesäß, vorkommende, mit Eiterpusteln beginnende Dermatose, die zur Entstehung krustenbedeckter oberflächlicher Ulzerationen führt.

Zur Behandlung empfiehlt sich Bettruhe, Verbände mit essigsaurer Tonerde, Dermatol, Bor-, Präzipitat-, Arg.-Perusalbe usw.

f) **Furunkel, Furunkulose, Karbunkel, Schwären, Schwärsucht.** Furunkel gehen aus follikulären Pusteln hervor und stellen schmerzhafte bohnen- bis walnußgroße und größere Knoten dar, die einen zentralen nekrotischen Pfropf und Vereiterung aufweisen. Neigung zu regionärer oder allgemeiner Ausbreitung durch Autoinokulation. Achten auf Diabetes als Ursache und Albuminurie als Folge der Furunkulose! Karbunkel sind flächenhaft sich ausbreitende, sehr schmerzhafte furunkelartige große Infiltrate, besonders im Nacken (Diabetes!).

Jeder einzelne Furunkel ist von vornherein sorgfältig zu behandeln. Bedecken mit 10 proz. Hg-Pflaster oder Guttaplast (Doppelpflaster s. S. 535). Schnellen Erfolg gibt auch Brennen des zentralen Porus mit Spitzbrenner oder Ätzen mit spitzem in Acid. carbol. liquef. getauchten Stäbchen. Bei starker Entzündung Liqu. Alum.-Spiritusverband; ringsum 10 proz. Schwefelzinkpaste zum Schutz der gesunden Haut; innerlich ev. Aspirin oder Pyramidon. Im Gesicht (Fieber, Gefahr der Sepsis) bald Inzision (s. Chirurgie). Karbunkel sind ebenfalls frühzeitig gründlich zu inzidieren.

Bei regionär verbreiteter und allgemeiner Furunkulose Vakzinetherapie mit Leukogen (s. oben); örtlich Salizylschwefelsalbe oder Paste. Die einzelnen Furunkel dürfen nicht ausgedrückt werden. Biersche Saugglocken dienen zur Entleerung und wirken gut. Schwefelbäder (Sol. Vlemingkx oder Thiopinol) sind günstig. Auch Wassermanns Histopinsalbe wird empfohlen. 1 proz. Salizyl- oder Sublimatspiritus, 10proz, Formalinlösung dienen zum Schutz der Haut (auch prophylaktisch). Sorgsamer Verband oder Pflasterdecke zur Verhütung weiterer Ausbreitung sehr wichtig. Hefe- und Arsenpräparate (s. S. 543) und Deutschmannserum sind manchmal nützlich.

Bei Nackenfurunkulose weiche Kragen! Hier Röntgenbehandlung (10x 0,5 mm Filter) ausgezeichnet (s. Aknekeloid (S. 547).

g) **Schweißdrüsenentzündung der Achselhöhlen, Schweißdrüsenfurunkel, Hidradenitis.** Furunkelartige, aber flächenhaftere Knotenbildungen mit Neigung zur Abszedierung.

Umschläge mit essigsaurer Tonerde, ev. kleine Inzisionen, später Schwefel- oder Ichthyolsalben (5%) oder Salizylborpaste. S. ferner bei Furunkel. Auch Röntgenstrahlung empfehlenswert.

h) **Multiple Schweißdrüsenabzesse der Säuglinge (Periporitis), Porenschwären.** Zahlreiche kleinere, und größere von den Schweißdrüsenporen ausgehende Knoten und Abszesse, die, oft zu 100 und mehr auftretend, die Kinder sehr quälen und herunterbringen.

Hierbei Vakzinetherapie sehr wichtig (5, 10, 20 usw. Millionen Keime s. oben). Daneben Bäder mit Kal. perm. oder Schwefel, Schwefel- oder schwache Präzipitatsalben oder Pasten. Öffnen größerer Knoten mit spitzem Skalpell. Dermatol. Ev. innerlich Kalomel.

Quecksilberdermatitis s. Arzneiausschläge S. 551.

Quinckesches Ödem s. bei Urticaria S. 608.

Räude s. Tierskabies bei Skabies S. 597.

Raynaudsche Krankheit s. bei Neurosen S. 107.

Rhinophyma, Knollen-, Pfundnase. Hochgradige Wucherung der Nasenhaut, besonders an der Spitze auf Grund einer Acne rosacea; höckerige Oberfläche mit Gefäßerweiterungen; mächtige Talgdrüsenwucherung.

Bei leichteren Graden CO_2-Schnee-Erfrierung 20—30″ und Röntgenbestrahlung (20 x bei 3—4 mm Alum.-Filter); in hochgradigen Fällen Abtragung mit breitem Messer unter Lokalanästhesie, bis die Nasenform wieder hergestellt ist; Blutstillung durch Kompression, aseptischer Verband. Überhäutung erfolgt von stehengebliebenem Follikelepithel aus. Nachbehandlung mit CO_2-Schnee, Salizylschwefel-, Pellidolsalbe und den bei Acne rosacea angegebenen Mitteln.

Röntgenverbrennung entsteht nach zu starken Dosen besonders weichen Röntgenlichtes als Erythem, blasige Dermatitis oder gar Röntgenulkus; letzteres ist schmutzig grau belegt, sehr schmerzhaft und äußerst torpide. Nach Abheilung sklerodermartige Härte mit weißen und braunen Flecken, Teleangiektasien und Narben; Neigung zu Warzen- und Karzinombildung. Ähnliche Veränderungen bei langdauernder Einwirkung kleiner Dosen (bei Ärzten, Technikern usw.); nicht selten tödlicher Ausgang durch Karzinom.

Bei Erythem und akuter Dermatitis milde Behandlung mit Kalkwasserleinölliniment (s. Combustio), Zinköl oder Zinkwismutsalbe, warmen Umschlägen mit 1 ‰ Salizylwasser, warmen Kal. perm.-Bäder, Kamillentee. Beim Röntgenulkus Verband mit 2 proz. Wasserstoffsuperoxydlösung, 1 ‰ Salizyl-, 2 proz. Borwasser, 2—5 proz. Tumenolsalbe; später 2 proz. Pellidol- oder 5 proz. Protargol- oder 10 proz. Perusalbe; Heißluftkasten, protrahierte warme Bäder mit Kal. perm. Quarzlampen- oder Höhensonnebelichtung versuchen. In torpiden Fällen CO_2-Erfrierung des Geschwürsrandes; schließlich Exzision im Gesunden und Transplantation.

Bei chronischer Dermatitis gut einfetten (1 proz. Salizyl-, 2 proz. Ichthyol- oder Thigenolsalbe). Handschuhe, Lichtschutzsalben (Zeozon) zur Verhütung von Karzinomen! Warzen mit CO_2-Schnee oder durch Exzision beseitigen. Auf Karzinom achten! Warme Bäder, Föhn.

Rotz s. Malleus S. 580.

Sarkome, Fleischkrebse der Haut. Außer primären einzelnen unpigmentierten oder pigmentierten Rundzellen- und Spindelzellensarkomen kommen multiple primäre (auch Lympho-) oder metastatische Pigmentsarkome vor. Eine eigenartige Form ist das Sarcoma idiopathicum haemorrhagicum oder Acrosarcoma Kaposis, das symmetrische blauviolette Knoten und polsterartige Schwellungen an Händen und Füßen, aber auch an den Schleimhäuten (Gaumen) bewirkt, bösartig ist, doch langsamer verläuft; kommt besonders bei russischen und galizischen Juden vor. Differentialdiagnose gegen Lues und Tuberkulose!

Die eigentlichen Sarkome werden nach den Regeln der Chirurgie (s. dort) behandelt; sonst As-Injektionen (s. S. 543). Beim Kaposischen Sarkom ebenfalls As-(Solarson-)Injektionen und Röntgenstrahlen (30—40 x 4 mm Alum.-Filter), die auch bei andern Formen ebenso wie Radium, Mesothorium gut wirken.

Scabies, Krätze, hervorgerufen durch den Acarus hominis, der als charakteristische Effloreszenz s- oder zickzackförmig verlaufende, grauweißliche, oft durch Schmutz schwärzlich gefärbte Milbengänge erzeugt. Daneben kleine Ekzemherde, Kratzeffekte, mitunter auch Pusteln und Pyodermien; besonders an der weichen Haut der Kinderhände und -füße zuweilen hochgradige Eiterblasenbildung (Scabies pustulosa), die auch am ganzen Körper auftreten kann (Sekundärinfektion).

Für die Diagnose besonders wichtig ist die Lokalisation: Zwischenfingerräume, Handgelenksbeugen, Achselfalten, Ellbogenstreckseiten, Nabel, Penis und Hodensack (urtikarielle derbe Papeln, die Lues vortäuschen können!), Mamillen, Glutäen und Gesäßfurchen; bei kleinen Kindern Hohlhände und Fußsohlen. Mikroskopischen Nachweis von Milbe, Eiern und Kot im mit Impflanzette flach abgetragenen Gang mit 10proz. Kalilauge im Zweifelsfalle nicht versäumen! — Tierkrätze entsteht durch Übertragung von Milben räudekranker Tiere (Pferde, Hunde, Katzen, Kaninchen usw.) auf den Menschen; ist der menschlichen Skabies ähnlich, nur fehlen die Milbengänge (Räude im Krieg häufig, bei Pferden schwere, nicht selten tödliche Krankheit).

Zur Beseitigung der Krätze ist eine sorgsam durchzuführende Kur (ev. im Krankenhause) notwendig. Die ganze Haut vom Halse abwärts bis zu Zehen- und Fingerspitzen muß 3—5 mal gründlich mit einem milbentötenden Mittel eingerieben werden, wobei die am meisten betroffenen Stellen besonders zu berücksichtigen sind, aber keine Hautstelle vergessen werden darf. Die Einreibungen geschehen morgens und abends; am besten durch geschultes Wartepersonal; nach der letzten wird Leib- und Bettwäsche gewechselt und die alte in Seifenlauge getan und gekocht; die Kleider werden desinfiziert oder bleiben 14 Tage unbenutzt (gut lüften und klopfen!). Vor der Kur ist Seifenbad zu empfehlen, nach der letzten Einreibung wird mit Talkum gepudert (täglich 1—2 mal) und erst nach mehreren Tagen gebadet, da sonst leicht Hautreizung entsteht. Familienangehörige in der gleichen Wohnung sind genau zu untersuchen und am besten gleich mitzubehandeln, um erneuten Ausbruch durch Wiederansteckung zu verhüten. Lieber einmal zuviel behandeln, als durch solches Versäumnis den Kurerfolg gefährden! Die besten Krätzemittel sind Schwefel, Perubalsam (Peruol), Ristin und β-Naphthol. Der Schwefel wird in 25proz. Salbe (Sulf. praecip. 50,0, Adip. benzoat. oder Laneps oder Vasel. flav. ad 200,0) verordnet und 4mal gründlich eingerieben; Goldsachen sind abzulegen. Schwefel wirkt auch auf Pyodermien günstig. Perubalsam wird 3 mal eingerieben in Form eines 50 proz. Spiritus (Balsam. peruv., (ev. Perugen), Alkohol aa 75,0) oder 30 proz. Salbe; er wirkt schnell und wird gut vertragen, riecht aber stark; vorsichtiges Bad bereits nach 2 Tagen erlaubt. Peruol (eine Originalflasche) und Ristin (desgl.) sind angenehme Mittel für die Privatpraxis; besonders letzteres schmutzt und riecht nicht. Drei-, besser viermalige gründliche Einreibung genügt meist; von Ristin sind besser zwei Originalflaschen für einen Erwachsenen zu verwenden. Bei Kindern ist 25 proz. Schwefelsalbe, Ristin, Peruol oder 25 proz. Perubalsam- oder Perugensalbe bewährt. In der Armenpraxis wird der billige aber übelriechende Styrax (Styrac. Ol. ricin. oder lini aa 50,0) in gleicher Weise verwandt.

Auch nach gelungener Kur bleibt meist noch etwas Juckreiz bestehen; genügt Pudern mit Talc. ven. allein zu seiner Beseitigung nicht, so gibt man 10 proz. Liqu. carbon. deterg. oder Tumenolammonium-Trockenpinselung (Rez. 37—39 s. S. 534); auch Epikarinmentholspiritus ist dafür empfehlenswert (Epikarin 4,0, Menthol 2,0, Glyzerin 10,0, Spirit. ad 200,0). Zur Nachbehandlung restierender Pyodermien dient Salizylschwefelsalbe (1,10%). Mitunter entsteht bei Hypochondern Skabiophobie; dabei sorgsame Nachbehandlung und psychische Beeinflussung.

Der Fettmangel während des Kriegs hat uns zu folgender billiger und bewährter Anwendung des Schwefels geführt (Sulfur. praecip., Perkaglyzerin [oder Mollphorus][1]) aa 60,0, Natr. carbon. 1,5, Zinc. oxyd. 15,0, Calc. carbon. 30,0, Aqu. font. ad 300,0); diese Mischung wird 6 mal gründlich eingepinselt, dann Pudern. Wo die Haut nach Schwefel spröde wird, Einfetten mit Salizyltumenolvaseline (2,5%) oder Laneps.

Ein brauchbares Mittel ist auch β-Naphthol in 7,5—10proz. Salbe (5 mal einzureiben). Sehr billig und wirksam ist das folgende treffliche Kriegsmittel: β-Naphthol 15,0, Mollphorus 60,0, Natr. carbonic. 1,5, Zinc. oxydat. 30,0, Calc. carbon. 80,0, Aqu. font. ad 300,0. Es wird 5 mal eingerieben, mit Wasser bei

[1]) Mollphorus ist eine Art Zuckersyrup und kann ev. durch Syrup. simpl. ersetzt werden (s. S. 534).

zu starkem Trocknen etwas nachgerieben; später leicht einfetten (Laneps) und pudern. Urinkontrolle auf Albumen bei differenten Antiskabiosa (Styrax, Naphthol, Perubalsam) nicht vergessen!

Seborrhoe s. bei Ekzem S. 568.

Sklerodermie, umschriebene und **diffuse, Darrsucht (Skleroedema. Sklerema).** Umschriebene Sklerodermie (Morphaea) tritt in einzelnen runden oder strichförmigen Herden auf; Haut hart, elfenbein- oder wachsähnlich, zuweilen pigmentiert; in der Umgebung blauer Hof. Kleinste Abart, Weißfleckenkrankheit, stellt linsengroße und größere weiße härtliche Flecke dar. Diffuse Sklerodermie beginnt oft als Sklerodaktytie; anfangs bläuliche, dann weißlichgelbe Farbe, schließlich geht die Verhärtung in Atrophie über. Maskenartiges Gesicht. Klauenstellung der Hände, endlich Steifheit der Glieder und des Körpers, da auch Muskeln, Sehnen, Fascien usw. verhärten; daneben Raynaud-Symptome und Gangrän. Ausgang häufig in Dekubitus und Tod.

Als Sklerödem, Schwelldarre der Erwachsenen, bezeichnet man eine ödematöse tiefer (subkutan) gelegene Verhärtung an Nacken, Rücken, Brust, Armen, die auf Infektionskrankheiten (z. B. Influenza) folgt und wieder zurückgeht. Bei Säuglingen gibt es ein Sklerödem, ödematöse Verhärtung (Fingerdruck erzeugt Grube), besonders an Beinen, Rücken usw., Haut blaß und kühl, Temperatur subnormal; ferner ein Sklerema neonatorum, Fettsklerem, Fettdarre, wobei das Unterhautfett erstarrt; Haut ebenfalls blaß, kalt und hart. Beide bei atrophischen Kindern, Prognose schlecht.

Bei Sklerodermia circumscripta und diffusa warme Bäder ev. mit Kal. perm., danach Massage mit 2—10 proz. Salizylsalbe; Bedecken mit Thiosinaminguttaplast; warme Umschläge mit 1‰ Salizylwasser, Heißluftbehandlung mit Föhn oder Heizkasten. Auch bei diffuser Sklerodermie wendet man diese Mittel an; bei beiden Formen ferner innerlich Salizylpräparate oder Fibrolysin intraglutäal (1 ccm, 20—30 Spritzen); intravenöse Injektion wirksamer. Bei Atrophie der Schilddrüse auch Thyreoidintabletten (0,1—0,2—0,3 pro die); Erfolg meist gering. Heiße Sand-, CO_2- oder Moorbäder, passive und aktive Bewegungen, Verhütung von Dekubitus (s. dort). Daneben gute Ernährung, weiche Lagerung und Salbenverbände.

Skrofuloderm s. Tuberkulose S. 603.

Sommersprossen s. Epheliden S. 568.

Sporotrichose, Sporpilzkrankheit. In Deutschland äußerst seltene, unter mancherlei an Akne, verruköse Tuberkulose oder Gummen erinnernden Formen an der Haut auftretende, durch einen Pilz (Sporotrichum Beurmanni, Sporpilz) verursachte Krankheit. Besonders charakteristisch ist die Bildung von indolenten subkutanen, durch verdickte Lymphstränge miteinander verbundenen Knoten, die erweichen und zu torpiden skrofulodermartigen Geschwüren werden. Nachweis durch Kultur auf Maltoseagar und Tierimpfung (Ratte); WaR negativ.

Als Spezifikum wirkt Kal. jodat. 3—4 g täglich.

Strofulus, Urticaria papulosa s. bei Prurigo S. 587.

Sycosis parasitaria s. bei Dermatomykosen S. 557.

Sycosis simplex (vulgaris, Folliculitis barbae), gemeine Bartflechte. Sehr chronische, zu Rezidiven neigende, entzündliche Erkrankung der Bartgegend, bei der die Haarwurzeln aufgequollen und getrübt sind, den staphylogenen Follikulitiden nahestehend. Gewöhnlich Wangen und Kinn, oft auch Oberlippe und Naseneingang, mitunter auch andre Stellen, z. B. Augenbrauen, Mons Veneris, betroffen; Haut gerötet, mit Pusteln oder Krusten bedeckt, mehr oder weniger tief infiltriert; manchmal furunkelartige Knoten. Nicht selten Ausgang von der Nase (Rhinitis). Über narbige Formen (Sycosis lupoides des Bartes, Ulerythema sycosiforme der seitlichen behaarten Kopfhaut) s. S. 549. Differentialdiagnose gegen Trichophytia profunda, für welche Pilzbefund, härtere und größere Knoten, akuterer Verlauf charakteristisch sind.

Zunächst sind Umschläge oder feuchte Verbände mit Salizylresorzinwasser (0,1, 1%) oder essigsaurer Tonerde (1 : 8) anzuwenden, deren Wirkung bei tieferen Infiltraten durch heiße Breikissen oder Thermophor verstärkt werden kann; auch 2 proz. Resorzinwasser und essigsaure Tonerde mit Spirituszusatz (1 Liqu. Alum. + 1 Alkohol + 6 Teile Wasser) wirken günstig. Dabei sind die kranken Haare mit der Epilationspinzette zu entfernen, ev. vorhandene kleine Abszesse zu öffnen. Alsdann Salben- oder Pastenbehandlung mit Schwefel oder Resorzin. Schwefel wird als Salizylschwefelsalbe (2,5—10%) oder ebenso starke Paste verordnet; statt Acid. salicyl. kann auch Tannin (2—5%) einer weichen Paste (Past. zinc. c. Talc., Vaselin. flav. aa) zugesetzt werden. In manchen Fällen werden Schüttelmixturen mit 5—10% Sulf. praecip. oder auch Thigenol besser vertragen (Rez. Nr. 40, 41 s. S. 534). Konsequente Epilation aller kranken Haare ist für den Erfolg wesentlich; sie wird heutzutage am besten durch einmalige Röntgenbestrahlung erreicht (8—10 x bei 0,5 oder 1 mm Alum.-Filter s. S. 541); nach 2—3 Wochen werden die Haare locker und können, soweit sie nicht von selbst ausfallen, mit der Pinzette leicht entfernt werden. Kein Haar darf stehenbleiben. Diese Behandlung ist als Normalmethode anzusehen; heiße Seifenwaschungen, Tanninschwefelsalbe, Salizylresorzinschwefelsalbe oder Paste müssen dann für den Dauererfolg sorgen. In hartnäckigen Fällen sind auch Hg-Präparate nützlich, vor allem Sublimat in Form 1 ‰ Lösung zu Umschlägen, 5 proz. Präzipitatzinksalbe (Hg. praec. alb. Zinc. oxyd. aa 1,5, Eucerin ad 30,0) und die Brookesche Paste, die am einfachsten folgendermaßen verschrieben wird (Acid. salicyl., Ichthyol aa 1,0,

Hydrarg. olein. [5 %], Past. zinc. c. Talc. par. aa ad 50,0). Sie wird dünn, aber gründlich eingerieben und überpudert; Entfernung mit Benzin. Derbere Infiltrate werden mit 10 proz. Hg-Guttaplast bedeckt.

Zur Verhütung von Rezidiven gute Nachbehandlung mit heißen Seifenwaschungen und Einreibung von Salizylschwefelsalbe über Nacht. Vorsichtiges Rasieren mit milder Seife oder Rasiercrême (Wachauf); wird Rasieren während Bestehens der Sycosis nicht vertragen, müssen die Haare mit der Schere oder Haarschneidemaschine gekürzt werden.

Die Nase ist stets genau zu untersuchen und ev. mitzubehandeln; Epilation der Vibrissen, Betupfen mit 2—5 proz. Arg. nitr.-Lösung, 5 proz. Hydr. präzip.-Salbe sind dafür empfehlenswert. Bei Neigung zu Abszessen und Eiterung Staphylokokkenvakzine (Leukogen usw. s. S. 543) sehr empfehlenswert.

Anders lokalisierte Herde (Augenbrauen, Kopf, Mons Veneris usw.) werden ebenso wie Bartherde behandelt. Bei Rezidiven erneute Röntgenepilation usw.

Syphiloid, erosives und **vacciniformes der Glutäalgegend der Säuglinge** s. Erythema papulo-erosivum S. 570.

Tätowierung, künstliche Mäler. Flecke und Zeichnungen durch absichtliche Einführung von Farbpartikeln (Tusche, Zinnober usw.) in die gestichelte Haut. Ähnlich Anthracosis cutis (gewerbliche Einsprengung von Kohleteilchen), Schießpulverflecke, Siderosis cutis (Eiseneinsprengung an Händen, z. B. bei Müllern); man könnte sie Kohle-, Pulver-, Eisenmäler nennen.

Behandlung schwierig. Ätzung mit Acid. carbol. liquefact., ev. nach Stichelung oder Skarifikation der Stellen; tiefer wirkt wiederholte CO_2-Schnee-Erfrierung (15—30″). Auch Elektrolyse und Exstirpation kommen bei kleinen Herden in Betracht. Ferner wird Wiederholung der Tätowierung mit konzentrierter Tanninlösung und nachfolgende Ätzung mit Arg. nitr.-Stift empfohlen, wodurch sich ein tiefer Schorf bildet.

Tierkrätze s. bei Skabies S. 597.

Trichophytie s. bei Dermatomykosen S. 557.

Trichorrhexis nodosa, Haarknötchen. Graue Knötchen an den Bart- oder Kopfhaaren durch pinselartige Aufsplitterung. Ursache Trockenheit, Brennen (Parasiten?).

Einfetten mit 10 proz. Sulfoformöl (Sulfoform 2,0, Ol. olivar. ad 20,0) oder Salizylanthrasolschwefelsalbe (Acid. sal. 0,4, Anthrasol 1,0, Sulf. praecip. [oder Sulfoform] 2,0, Eucerin oder Laneps ad 20,0). Brennen, Ondulieren, Trocknen mit heißer Luft, stark spirituöse Haarmittel vermeiden. Ev. Arsen innerlich. Bürsten und Kämme gut reinhalten (s. Haarpflege S. 572).

Tuberkulide s. bei Tuberkulose der Haut S. 603.

Tuberkulose der Haut, Schwindausschläge. Hierunter verstehen wir alle Erkrankungen der Cutis und Subcutis, die durch den Tuberkelbazillus (TB., Schwindstäbchen) und seine spezifischen Produkte verursacht werden. Sie können Folge exogener oder hämatogener Infektion sein oder von tieferen Teilen (Drüsen, Sehnenscheiden, Knochen) oder auf dem Lymphwege fortgeleitet werden. Die tuberkulöse Natur eines Hautleidens wird sicher bewiesen durch den Nachweis des TB. im Schnitt, Ausstrich oder Kultur oder durch Meerschweinchenimpfung, ziemlich sicher durch Herdreaktion auf subkutane Einspritzung von $^1/_{10}$, 1 und 5 mg Tuberkulin (sprungweise steigend) oder örtliche Reaktion nach Einreibung von 50proz. Tuberkulinlanolin; sie wird wahrscheinlich gemacht durch klinische Eigenarten (Lupusknötchen, weiches Granulom usw.) und den charakteristischen histologischen Bau (Langhanssche Riesenzellen, Epitheloidzellen mit mehr oder weniger Lymphoid- und Plasmazellen ringsum), ferner durch Fehlen der WaR und Ausbleiben deutlicher Heilwirkung von Jod und Salvarsan. Pirquet, Intradermo- und Allgemeinreaktion auf Tuberkulin haben bei der Häufigkeit latenter Tuberkulose nur beschränkten Wert. Die einzelnen Formen der Hauttuberkulose sind nach Erscheinung, Verlauf, Ausbreitung und Heilbarkeit sehr mannigfaltig; die Unterscheidung in echte Tuberkulosen (durch TB. erzeugt) und Tuberkulide (durch deren Toxine hervorgerufen) erwies sich als nicht durchführbar, da auch bei letzteren spärliche TB. (evtl. abgeschwächt) gefunden worden sind.

Die allgemein oder ziemlich allseitig anerkannten klinischen Formen, zwischen denen natürlich Übergänge vorkommen, sind folgende:

1. Lupus vulgaris (Tuberculosis luposa), Schwindflechte. Stellt die häufigste Form der chronischen Hauttuberkulose dar. Beginn als kleiner rötlichblauer Fleck, der sich sehr langsam peripher vergrößert, bei Glasdruck eine transparente apfelgeleefarbige, aus Knötchen zusammengesetzte Einlagerung erkennen läßt und bei Sondendruck weich und morsch erscheint. Destruktive zu Narbenbildung, worin Lupusknötchen oft besonders deutlich hervortreten, führende Erkrankung. Sitz meist im Gesicht (Nase, Wange), seltener an andern Körperteilen. Nasenschleimhaut häufig, Mund- und Konjunktivalschleimhaut seltener beteiligt. Neben den flachen makulo-squamösen Formen gibt es hypertrophische und tumorartige, papillomatöse, ulzeröse und elephantiastische, letztere besonders an den Extremitäten. Neigung zu Mutilation (Zerstörung — Abgegriffensein — der Nasenspitze, Ohren, Mikrostomie, Ektropion, Verstümmelung an Händen und Füßen). Differentialdiagnose gegen Lues (WaR) sehr wichtig, ferner gegen Tumoren, Sporotrichose, Blastomykose, Lepra.

2. Tuberculosis verrucosa und **Verruca necrogenica, warzige Schwindflechte** und **Schwindwarze.** Im Beginn warzenartige Erhebung auf bläulichem Grund, allmählich zu einer rauhen grau- bis graublau gefärbten Platte oder durch zentrale zarte Narbenbildung zu einem ebensolchen Ring auswachsend, häufig fortwandernd. Keine Lupusknötchen, derbere Beschaffenheit, nicht selten mit kleinsten Epithelabszessen. Sitz meist an Händen, Entstehung durch Inokulation bei Ärzten, Fleischern, Abdeckern usw. Ähnliche Erkrankung mit weicheren papillomatösen Wucherungen wird als Tuberculosis fungosa serpiginosa, Schwindwucherflechte bezeichnet.

3. **Tuberculosis colliquativa (Skrofuloderm), Schwindbeulen.** Blaurote weiche Knoten oder Knollen, subkutan beginnend, meist fortgeleitet von Knochen-, Drüsen-, Sehnenscheidentuberkulose, neigen zur Einschmelzung, Abszeß- und Fistelbildung, ferner zu schwammiger Wucherung. Differentialdiagnose gegen Lues gummosa.

4. **Tuberculosis ulcerosa (Ulcera tuberculosa), Schwindgeschwüre.** Ulcera mit polyzyklischem sinuösen Rand, an dem zuweilen graue Knötchen (Tuberkel) bemerkbar sind, gewöhnlich im Munde und an den Lippen, am After, auch den Genitalien, schlaff und geringe Heilungstendenz zeigend, oft sehr schmerzhaft. TB. mikroskopisch oft schnell und reichlich zu finden.

5. **Lupus miliaris disseminatus (Tuberculosis luposa miliaris faciei), Schwindfinnen.** Kleine bräunliche oder mehr rote Knötchen im Gesicht, zunächst wie eine Akne aussehend; auf Glasdruck aber gelbliche Lupusknötchen deutlich hervortretend, histologisch gut erkennbar.

6. **Lichen scrofulosorum (Tuberculosis lichenoides), Schwindknötchen.** Gruppen grau oder graurötlich erscheinender follikulärer Knötchen besonders am Rumpf und mit Vorliebe bei Kindern und jugendlichen weiblichen Kranken. Unterscheidung von lichenoidem Syphilid wichtig.

7. **Erythema induratum (Tuberculosis indurata), Schwindknoten.** Gewöhnlich bei jungen Mädchen an den Unterschenkeln auftretende derbe subkutane oder kutan-subkutane Knoten und Platten, zuweilen ringförmig durch Einsinken im Zentrum, Farbe blaurot, meist schmerzlos und selten ulzerierend. Verwechselung mit Gummen und Erythema nodos. vermeiden.

8. **Lupus pernio (Tuberculosis pernio), Schwindknollen.** Dunkelblaurote, an Frostbeulen erinnernde polsterartige Infiltrate im Gesicht (Wangen, Nase, Ohren), an Händen usw., wenig scharf begrenzt, auf Glasdruck Lupusflecke oder diffuse gelbliche Färbung zeigend.

9. **Papulo-nekrotische Tuberkulide (Tuberculosis papulo-necrotica), Schwindpocken.** Rote Knötchen, die sich nach einigen Tagen mit Kruste bedecken, ulzerieren und in 4—6 Wochen mit runder weißer Narbe abheilen; Lokalisation besonders an Streckseiten der Arme und Hände (Finger), aber auch am Kopf und unteren Extremitäten. Oberflächlichere Effloreszenzen werden als Folliclis, tiefere als Acnitis bezeichnet. Nahe Beziehungen zur Acne cachecticorum, die mehr pustulösen Charakter hat (S. 546).

10. **Miliarlupoid** oder **Boecksches Sarkoid (Tuberculosis lupoides), Zehrflechte.** Kleinere oder größere, zuweilen scheibenförmig sich ausdehnende braunrote Knötchen und Knoten, derber als Lupus, bei Glasdruck feinste staubförmige Fleckchen erkennen lassend, ohne oder mit glatter sehr oberflächlicher Narbe heilend; keine Neigung zu Ulzeration. Lokalisation besonders im Gesicht, auch an Schultern und Streckseiten. Die tiefe subkutane Form Dariers entspricht dem Erythema induratum.

Die tuberkulöse Natur des Lupus pernio und Miliarlupoids wird z. Teil noch bezweifelt. Noch unsicher sind die Beziehungen zur Tuberkulose bei der Pityriasis rubra Hebrae (S. 571), der Lymphogranulomatose (S. 580), dem Lupus erythematodes (S. 579) und dem Lichen nitidus (S. 578).

Auch bei den verschiedenen Formen der Hauttuberkulose ist die Allgemeinbehandlung von Wichtigkeit. Neben kräftiger Kost, Licht und Luft (See-, Höhenklima), Lebertran ist mitunter Arsen (Solarson) nützlich, zumal bei Boeckschem Miliarlupoid und Tuberkuliden; Salvarsan bietet keine wesentlichen Vorteile. Weit größere Bedeutung kommt dem Tuberkulin und der allgemeinen Belichtung zu. Die Tuberkulinbehandlung hat nicht gehalten, was man sich von ihr versprach, sie ist aber als unterstützendes Moment für die Lokalbehandlung bei den meisten Formen der Hauttuberkulose wertvoll und bei Schleimhauttuberkulose, bei papulonekrotischen Tuberkuliden, bei Lupus miliaris faciei, Erythema indur. öfters sehr nützlich. Vorsichtiges Ansteigen und Beginn mit kleinsten Dosen ist ratsam, zumal wenn innere Tuberkulose zugleich vorliegt. Wir geben $^1/_{500}$, $^1/_{300}$, $^1/_{200}$, $^1/_{100}$, $^1/_{75}$, $^1/_{50}$ mg und steigen, wenn keine Reaktion erfolgt, ganz langsam weiter bis zu einem oder mehreren Milligramm; wo Fieber auftritt, wird zunächst dieselbe Dosis gegeben, bei Herdreaktion in innern Organen ausgesetzt. Die Injektionen geschehen 2—3mal wöchentlich. Ganz ungefährlich und bei manchen Tbc-Formen (Skrofuloderm, sog. Tuberkuliden) empfehlenswert ist die kutane Tuberkulinbehandlung mit großen Pirquetreaktionen, wobei 4 cm^2 am Oberschenkel kreuz und quer oberflächlich skarifiziert und mit 1 Tropfen Alttuberkulin eingerieben werden; bei Kindern ein-, bei Erwachsenen ev. doppelseitig. Wiederholung alle 10 Tage ev. mit etwas mehr Tuberkulin. Daneben Heliotherapie oder Bestrahlung mit künstlicher Höhensonne oder Kohlenbogenlicht (allgemeines Lichtbad) ebenfalls allmählich steigend von $^1/_2$—1 Minute bis 30 und mehr (s. darüber S. 540). Dadurch meist Hebung des Appetits, Allgemeinbefindens und Körpergewichts und eine gewisse Beeinflussung der Hauttuberkuloseherde, die vor allem auch für Lichtkompressions- und Röntgenbehandlung empfindlicher (sozusagen sensibilisiert) werden. Von chemotherapeutischen Mitteln (Aurum-Kal. cyanat., Cholin, Kupfersalzen, Jodkali usw.) ist wenig zu erwarten, zumal beim echten Lupus.

Systematische allgemeine Lichtbäder in Kombination mit vorsichtiger Tuberkulinbehandlung sind also die bewährtesten Mittel, um elende Tuberkulöse zu bessern und wieder aufblühen zu lassen.

Für die äußere Behandlung kommen in Betracht: 1. Chirurgische Methoden. Bei kleinen Herden führt Exzision (tief und weit im Gesunden!) und glatte Naht am schnellsten zur Heilung; auch bei größeren Exzision mit Deckung durch gestielten oder Krauseschen Lappen oft vorteilhaft. Sonst Auskratzung mit scharfem Löffel, leichte Pacquelinisierung zur Verhütung von Metastasen und anschließende Pyrogallusbehandlung. 2. Chemische Methoden. Für den Praktiker sehr empfehlenswert ist die Pyrogallusbehandlung. 10proz. Pyrogallolvaseline wird auf Leinwand dick gestrichen und auf den kranken Herd aufgelegt; nach 24 Stunden Verbandwechsel und sofort wieder mit neuer Salbe bedecken, da sonst zu starke Schmerzen auftreten. Pyrogallol ätzt elektiv die Lupusgranulationen aus; nach 4—8 Tagen Übergang zu 2proz. Pyrogallussalbe und allmählich auf $^1/_4$—$^1/_{10}$% herabgehen. Dadurch erfolgt schöne Überhäutung. Bei zu erheblichem Schmerz Einstreuen von Zykloform- oder Anästhesinpuder und 3proz. Borsalbe oder feuchter Verband mit 1‰ Sublimatlösung. Das Verfahren kann mehrfach wiederholt und mit Röntgenbestrahlung in die wunden Stellen kombiniert werden. Stets ist der Urin auf Eiweiß zu prüfen (2—3mal wöchentlich), und zu große Flächen dürfen nicht auf einmal behandelt werden. Bei genügender Geduld und Sorgfalt sind die Heilerfolge recht schöne. Wo Pyrogallol nicht vertragen wird, kann Lekutylsalbe (ein organisches Kupferpräparat) zur Ätzung angewandt werden; auch hierbei tritt nach dickem Auftragen und gutem Verband bei täglichem Wechsel nach einigen Tagen Nekrose ein, dann Borsalbe und Wiederholung des Ätzzyklus. Auch bei Lupus der Nasenschleimhaut ist 5—10proz. Pyrogallusvaseline in Form von Tampons (um Zelluloidröhrchen oder Federkiele herum) gut wirkend und wird abwechselnd mit in 1‰ Sublimatlösung getränkten Tampons verwandt. Für Hautherde ist auch die Boecksche Pinselung (Pyrogallol, Resorcin. alb. aa 5,0, Talc. venet., Gelanth aa 7,0) empfehlenswert, besonders an den Ohren; sie wird aufgetragen, mit dünner Watteschicht bedeckt und bleibt eintrocknend mehrere Tage liegen, um nach Bedarf erneuert zu werden.

Bei Skrofuloderm sowie erweichten Drüsen wirken Injektionen von Jodoformglyzerin oder Öl (10%) nach Punktion und Entleerung des Eiters günstig; auch Einspritzung weniger Tropfen von Acid. carbol. liquef. ist empfohlen. Zur Behandlung von Schleimhautlupus (Zunge, Gaumen, Zahnfleisch) dienen Ätzungen mit Acid. lactic. (20—50%) in Form täglicher energischer Pinselung; auch Trichloressigsäure (Acid. trichlorac. 17,0, Liqu. Kal. arsen. 3,0), starke Jodlösung (Jodi 1,0, Kal. jodat. 2,0, Aqu. dest. 2,0) empfehlenswert. Gute Erfolge soll bei Nasenlupus die Pfannenstillsche Methode geben: Die Kranken nehmen 6 mal täglich 0,5 Natr. jodat.; die Nase wird locker bis zu den Choanen mit wasserstoffsuperoxydhaltigen Tampons gefüllt; diese werden alle Viertelstunden bei zurückgebogenem Kopf mit einer 2—3 proz. H_2O_2-Lösung, der $^1/_2$% Essigsäure zugefügt werden kann, befeuchtet. Die Behandlung muß 2—3 Monate fortgesetzt werden. Über operative Behandlung s. bei Nasenkrankheiten.

3. Lichtbehandlung. Neben den oben besprochenen allgemeinen Lichtbädern sind örtliche Bestrahlungen mit konzentriertem Bogenlicht (nach Finsen) oder der Kromayerschen Quarzlampe (Blaulicht) bei Lupus eins der besten Heilmittel (vgl. S. 539). Die Belichtung geschieht nacheinander an verschiedenen Stellen von außen nach innen; nach Abheilen der photochemischen bullösen Entzündung erneute Belichtung, bis bei Glasdruck kein Knötchen mehr bemerkbar ist. Die Narbenbildung ist hierbei eine sehr schöne. 4. Röntgen- und Radiumbestrahlung. Auch darüber ist S. 540 das Wesentliche gesagt. Dosen von 12 x bei 1 mm oder 20 x bei 4 mm Alum.-Filter sind anzuraten, wir wählen besonders bei gleichzeitigen allgemeinen Lichtbädern letztere, da die Haut dann überempfindlich ist, also leichter ein Erythem entsteht. Um die Wirkung zu steigern, empfiehlt es sich, ev. die Bestrahlung auf die mit Pyrogallol erzeugten Ätzflächen zu machen. Besonders gewucherte ulzerierte Lupusformen, Tuberculosis verrucosa, Skrofuloderm, Erythema indurat., Lupus pernio, tuberkulöse Drüsen- und Gelenkaffektionen sowie der Schleimhautlupus (Nase, Mund) sind für diese Methode geeignet und reagieren gut; allgemeine Belichtung unterstützt auch hier die Heilung. Radium oder Mesothorium sind besonders bei Keloiden und derben Hautherden sowie Schleimhautlupus empfehlenswert; bezüglich der Methode s. S. 541. 5. Kaustik und Diathermie. Kleine Lupusknötchen und Schleimhautherde werden durch galvanokaustische Nadel oder Mikrobrenner oft schnell beseitigt. Neuerdings wird hierfür mit Recht auch Kaltkaustik oder Diathermie empfohlen, mit der kleine Lupusherde schnell zerstört werden können. Zur Verbesserung

der Narbenbildung Nachbehandlung mit 2—1/4 proz. Pyrogallolsalbe; der kosmetische Erfolg ist aber nicht so schön wie bei Lichtbehandlung, daher ist die Methode besonders bei Schleimhautlupus und bei Patienten, denen es auf schnelle Heilung ankommt, zu empfehlen.

In allen Fällen von Lupus usw. ist lange Nachbeobachtung zur Verhütung stärkerer Rezidive besonders wichtig.

Ulcus cruris, Ulcus varicosum, Unterschenkelgeschwür. Als Ursachen kommen meist Varizen, Phlebitiden, chronisches Ekzem, variköser Pruritus, Verletzungen usw. in Betracht. Die ovalen oder auch polyzyklisch begrenzten Beingeschwüre zeigen roten oder bläulichen, mehr oder weniger schlecht granulierenden Grund, nässen und sind mit Krusten bedeckt. Rand oft schwielig verdickt. Haut in der Umgebung vielfach pigmentiert, atrophisch, sklerotisch oder ekzematös. Wichtig Differentialdiagnose gegen Syphilis (WaR, Jodkaliprobe), Tuberkulose (Erythema indurat., Ulc. tuberculos.) und Karzinom (Probeexzision).

Zur Vorbeugung bei Varizen sorgfältige Hautpflege (warme Waschung, Hüten vor Verletzung und Kratzen, Einfetten mit Lanolin, Eucerin usw.). Bei Pruritus und Unterschenkelekzem Tumenol-, Naftalanpaste (vgl. dort S. 588). Jedes kleine Ulkus ist sorgsamst zu behandeln. Anfangs sind Umschläge oder Verbände mit Liqu. Alum. acet. (1 : 8), Salizylresorzinwasser (0,1 : 1 : 100,0), 3 proz. Borwasser usw. neben Ruhe und Hochlagerung stets angezeigt; bei übelriechendem Belag oder Gangrän Kampferwein. Die umgebende Haut wird dabei mit 5 proz. Tumenol- oder 10 proz. Naftalanpaste bedeckt und gegen Mazeration geschützt. Bei großen Schmerzen Bestreuen des Geschwürsgrundes mit Zykloform oder Anästhesin. Ist das Geschwür rein und frischer aussehend, geht man zum Salbenverband über; dazu dienen zunächst 3—5 proz. Borsalbe, 10 proz. Wismutsalbe, 10 proz. Naftalan- oder 5 proz. Tumenolsalbe, später Arg.-Perusalbe (1 : 10 : 100) oder 2 proz. Pellidolsalbe. Bei schlechten Granulationen Bestreuen mit Jodoform, Airol; bei Pyozyaneusinfektion 5—10 proz. Protargol- oder Albarginsalbe (Protargol 3,0 solv. in aqu. dest. frig., Lanolin. anhydr., Vaselin. flav. aa ad 30,0). Sorgfältige Reinigung der Ränder (Wundtoilette, d. h. vorsichtiges Abwischen mit gereinigtem Benzin und Entfernung der Auflagerungen mit Myrtenblattsonde) sowie Bedecken schwieliger Ränder mit Salizyltrikoplast sind für die Heilung wesentlich; ferner sind gute Verbände vom Fuß aufwärts, besonders aber ein tadellos angelegter Zinkleimverband (s. S. 538) außerordentlich wichtig, zumal bei ambulanter Behandlung. Zur Anregung guter Granulationen sind Bestrahlungen mit Höhensonne oder Quarzlampe, zur Beseitigung des begleitenden Juckreizes, Ekzems und der Dermatosklerose Röntgenbelichtungen (3 x alle 10 Tage oder 5 x 0,5 mm Filter alle 12 Tage) dringend anzuraten. Varizen werden durch Einspritzung von 1—2 ccm 1 proz. Sublimatlösung (Subl. 1, Natr. chlorat. 10, Aqu. dest. ad 100,0) in den varikösen Knoten, der durch Streichen mit dem Finger entleert und zentral durch Fingerdruck abgeklemmt wird, zur Verödung gebracht (Linsers Methode s. Derm. Zeitschr. 1916, Heft 11). Über chirurgische Methoden (Zirkumzision des Ulkus, Transplantation, Venenunterbindung) s. bei Chirurgie. Nach Heilung des Ulkus sorgsame Hautpflege und Bindenwickelung (Idealbinde) oder Dr. Stephans Krampfadergamasche.

Ulcus rodens s. Epitheliom S. 569.

Ulerythema ophryogenes s. Keratosis pilaris rubra atrophicans S. 577.

Ulerythema sycosiforme s. S. 549.

Urtikaria, Nesselsucht. Rote oder weißliche gewöhnlich heftig juckende pralle Erhebungen (Quaddeln oder Nesseln), die nach kurzer Zeit wieder verschwinden, aber vielfach rezidivieren. Sie beruhen auf einem akuten Reizödem, das durch vermehrte Tätigkeit (Sekretion) der Kapillarendothelien hervorgerufen wird. Außer den gewöhnlichen münzen- und scheibenförmigen Quaddeln kommen annuläre und figurierte Herde, selten auch hämorrhagische und Pigmentflecke hinterlassende sowie bullöse Formen vor. Persistierende urtikarielle Papeln oder Knoten (Urticaria perstans) finden sich bei Pseudoleukämie, Mycosis fungoides, Tuberkulose und sehr selten ohne nachweisliche Ursache. Über eine besondere im kindlichen Alter (1.—6. Lebensjahr) auftretende Form, den Strofulus (Urticaria papulosa) infantum, s. bei Prurigo simplex, S. 587. Eine der Urtikaria verwandte Affektion ist das Quinckesche Ödem (Urticaria gigantea), hierunter versteht man umschriebene ödematöse Anschwellungen der Haut und Schleimhäute, die plötzlich auftreten, bald wieder verschwinden und vielfach rezidivieren. Lieblingsort Gesicht (Lippen, Augenlider, Zunge usw.); gefährlich werden die Ödeme im Rachen und Kehlkopf; Glottisödem kommt manchmal so schnell, daß bis zur Ankunft des Arztes Erstickung erfolgen kann. — Als Urticaria factitia (Dermographismus) bezeichnet man eine auf mechanische Reizung (Sondenstrich, Kratzen) auftretende Rötung mit Quaddelbildung.

Als Ursachen kommen in Betracht artfremdes Eiweiß (Krebse, Hummern, Erdbeeren, Muscheln, Fische, Eier, Käse, Pferdeserum usw.), Medikamente (Kopaivabalsam, Morphium, Chinin, Antipyrin, Salvarsan usw.), verschiedene Erkrankungen (Magendarmleiden, Leber-, Nierenerkrankungen, Eingeweidewürmer und Echinokokken, Bluterkrankungen, Neurasthenie usw.), endlich Epizoen (Stechmücken, Wanzen, Flöhe, Bienen, Raupen usw.) und gewisse Pflanzen (Brennesseln, Primeln usw.).

Die Behandlung der Urtikaria entspricht im großen und ganzen der bei Pruritus (s. S. 588) geschilderten. Stets ist nach der Ursache zu fahnden und diese zu beseitigen; veranlassende Erkrankungen sind entsprechend zu behandeln. Bezüglich der Diät, Bäder und Wäsche gilt das bei Pruritus Gesagte; Kuren mit Karlsbader Salz, Bitterwasser sind besonders bei chronischen Formen von Urtikaria und Quinckeschem Ödem empfehlenswert, ebenso Aufenthaltswechsel (Hochgebirge). Von inneren Medikamenten ist Chlorkalzium in Form von Kalziumkompretten (3 mal täglich 2—3) oder Lösung (Calc. chlorat. 10,0, Succ. Liquir. 20,0, Aqu. ad 200,0 3 mal täglich 1 Eßlöffel), bei Kindern Calc. lactic. (10,0/200,0 3 mal täglich 1—2 Teelöffel) empfehlenswert; außerdem kann Bromnatrium mit Antipyrin (Natr. brom. 15,0, Antipyrin 6,0, Aqu. dest. ad 200,0 3—4 mal 1 Eßlöffel), Arsen ev. mit Chinin, Pyramidon, Aspirin versucht werden. In schweren Fällen sind Schlafmittel nicht zu entbehren (Medinal, Veronal [1 Tablette zu 0,5 vor dem Schlafen]). Für die äußere Behandlung empfehlen sich neben den Hausmitteln (Abreiben mit Essigwasser, Zitronensaft) Betupfungen mit 1 proz. Thymol-, 2—3 proz. Menthol-, 2 proz. Karbolspiritus, dem auch Anthrasol oder Liqu. carbon. deterg. (5—10%) zugesetzt werden kann (vgl. bei Pruritus S. 589); auch Schüttelmixturen mit 10% Liqu. carbon. deterg. oder Tumenolammonium sind in der dort angegebenen Weise empfehlenswert, ebenso Anthrasol-, Salizyl, Naphthol- oder Mentholsalben. In schweren Fällen von Urtikaria Versuch mit Aderlaß und Blutwaschung oder Injektion von normalem Serum (s. S. 543). Weiteres s. Insektenstiche S. 576.

Urtikaria pigmentosa oder **xanthelasmoides, Braunnesseln.** Bald nach der Geburt, selten später auftretende quaddelartige juckende Effloreszenzen, die oft über den ganzen Körper verbreitet sind und braune Flecke hinterlassen, welche auf Reiben wieder als Quaddeln hervortreten. Histologisch Mastzellenanhäufung.

Behandlung machtlos. Versuch mit Arsen, Chinin, Kalziumkompretten; äußerlich Bäder, Thymolmentholspiritus, Anthrasolsalbe ähnlich wie bei Urtikaria.

Verrucae, Warzen. Hierunter faßt man drei Arten umschriebener, z. T. übertragbarer Neubildungen zusammen. 1. Verrucae vulgares, Stachelwarzen. Kleine bis erbsengroße z. T. stachelige hornige Neubildungen, besonders an den Händen, übertragbar. 2. Verrucae planae juveniles, Flachwarzen, kleine flache hellgraue Knötchen, oft in großer Zahl im Gesicht oder an den Händen, mitunter neben Verrucae vulgares. 3. Verrucae seniles oder seborrhoicae, Alterswarzen. Graugelbe, leichter abkratzbare, rauhe oder glattere, mehr oder weniger erhabene, etwa linsengroße Neubildungen am Rücken, an Brust und Gesicht älterer Leute.

Bei Verrucae juveniles Arsen (Sol. Fowleri oder Solarson- oder Natr.-arsen.-Injektionen) mehrere Wochen bis zur Wirkung (s. S. 543). Daneben 5—10 proz. Resorzinsalbe oder Röntgenstrahlen (10 x 0,5 mm Alum.); hierdurch meist schneller Rückgang. Verrucae vulgares können durch Ätzung, Elektrolyse, CO_2-Schnee und Röntgenstrahlen (ev. neben Arseninjektionen) beseitigt werden. Gute Ätzmittel sind: Eisessig (Acid. salicyl. 1,0, Acet. glacial. 9,0), Acid. trichloracetic., Acid. carbol. liquef. Vorsichtig nur Warze selbst ätzen, umgebende Haut ev. durch Pflaster schützen. Acid. nitr. fum. ist nicht ratsam, da leicht Keloide entstehen. Vor der Ätzung können große Warzen mit dem scharfen Löffel abgekratzt werden. Vereisung mit CO_2-Schnee 20—30'', danach sofort Röntgenstrahlung (10 x 0,5 mm Alum.) oder Mesothorium. Auch Elektrolyse (einpolige oder zweipolige Nadel) gibt gute Resultate (s. S. 539). Für seborrhoische Warzen empfiehlt sich Resorzinschwefelsalbe (5 : 10 : 100) oder CO_2-Schnee ev. mit folgender Röntgenstrahlung (s. oben).

Vitiligo, Leukopathia acquisita, Scheckhaut. Scharf und bogig begrenzte weiße Herde mit stärker gebräuntem Rand, symmetrisch besonders an Genitalien, After, Händen, aber auch an andern Stellen. Ursache unbekannt.

Behandlung besteht in Anwendung 5—10 proz. Hydrarg. präzipitat.- oder $^1/_2$—1 proz. Sublimatsalbe (auch Perhydrol s. S. 569) zur Depigmentierung des auffallenden braunen Randes der weißen Zonen.

Weißfleckenkrankheit, Morphaea guttata s. Sklerodermie S. 599.

Xanthome, Gelbknoten. Man unterscheidet das Xanthoma planum, flache gelbe Knötchen oder Platten besonders an den Augenlidern (Xanthoma palpebrarum), ferner das Xanthoma tuberosum, multiple gelbe Knötchen oder tumorartige Knoten und das Xanthoma diabeticorum, mehr rötlichgelbe akutere Eruption. Ursächlich kommen kongenitale Veranlagung, Leberleiden und Diabetes vorzüglich in Betracht.

Bei umschriebenen Geschwülstchen Exstirpation oder Elektrolyse; auch Finsen- oder Quarzlampenbestrahlung oder CO_2-Schnee ev. mit folgender Bestrahlung (Röntgen, Radium wie bei Warzen). Sonst Phosphor und Diät (Diabetes, Leberleiden).

Xeroderma pigmentosum, Lichtschrumpfhaut. Im Frühjahr und Sommer treten im Gesicht, an den Händen und freigetragenen Hautstellen Entzündungserscheinungen infolge Sonnenbestrahlung auf, woraus sich allmählich weiße narbige Atrophien, braune Pigmentflecke und Teleangiektasien entwickeln. Auf dieser buntscheckig aussehenden Haut entstehen warzige Gebilde, die allmählich in Karzinome übergehen. Beginn vom 1. Jahre ab, Tod meist unter Kachexie schon im jugendlichen Alter. Erbliche familiäre Erkrankung.

Schutz gegen Sonnenstrahlung und helles Licht durch gelbe oder rote Schleier, Chinin-, Zeozonsalbe (vgl. S. 568). Warzen mit CO_2-Schnee und Radium beseitigen (s. Verrucae S. 610); bei Karzinomen Röntgenstrahlen (s. S. 569) oder Exstirpation.

C. Geschlechtskrankheiten.

Arthritis gonorrhoica s. bei Gonorrhoe S. 629.

Azoospermie s. bei Impotenz S. 630.

Balanitis, Balanoposthitis, Eichelentzündung (Eicheltripper). Hierunter versteht man verschiedene Formen: 1. Balanitis simplex, durch Rötung, Schwellung und Absonderung infolge von Zersetzung des Smegma bei mangelhafter Reinlichkeit gekennzeichnet. 2. Balanitis secundaria, ebenso beschaffen, auf Reizung durch gonorrhoisches oder Schankersekret usw. beruhend. 3. Balanitis erosiva circinata, durch scharf und bogig begrenzte erosive Flächen mit schmalem grauem oder graugelblichem Randsaum und reichliche grobe Spirochäten (Sp. balanitidis) charakterisiert; dabei mitunter etwas schmerzhafte Drüsenschwellung. Wegen Übergangs in ulzeröse und gangränöse Form (Hospitalbrand) s. bei Ulcus gangraenosum unter Ulcus molle (S. 653). Nachweis der Spirochäten im Dunkelfeld-, Tusche-, Karbolfuchsin- oder Giemsapräparat. 4. Balanitis mycotica mit weißen abhebbaren Auflagerungen auf gerötetem Grund, die im Kalilaugenpräparat Soorpilze leicht erkennen lassen; meist, doch nicht immer, bei Diabetes. Außerdem kommen schrumpfende, zu Phimose führende Balanitiden auch bei Diabetes vor; ferner chronische auf umschriebener Epithelwucherung beruhende Platten (präkanzeröse psoriasiforme Scheiben!) bei älteren Leuten.

Für die Behandlung sind Reinlichkeit, Trockenhaltung und desinfizierende Mittel wichtig. Hierzu dienen warme Lokalbäder mit hellroter Kal. permang.- oder Borlösung, Puderung und Bepinselung mit 5proz. Albarginlösung. Als Puder dient Dermatol oder Tanninpuder (Acid. tannic. Zinc. oxyd. Talc. ven. aa 5,0). Die Pinselung mit Albargin ist nicht sehr schmerzhaft und kann durch 5 % Arg. nitr.-Pinselung, die nach solcher Vorbehandlung ebenfalls wenig weh tut, verstärkt werden. Nachbehandlung mit 2% Resorzinsalbe oder Byrolin und Dermatol oder Tanninpuder. Bei Diabetes (Urin darauf stets prüfen!) entsprechende Diät, sonst dieselbe Behandlung; bei Soor wirkt 20proz. Boraxglyzerin auch günstig. Bei präkanzeröser Epithelverdickung und hartnäckigen chronischen Formen Röntgenstrahlen (10 x 0,5 — 1 mm Al-Filter). Achten auf Karzinom!

Bubo inguinalis, Leistendrüsenentzündung s. bei Ulcus molle S. 653.

Condylomata acuminata, spitze Feigwarzen s. Papillome S. 631.

Condylomata lata, breite Feuchtwarzen s. bei Syphilis S. 633.

Cystitis, Blasenkatarrh s. bei Gonorrhoe S. 619; ferner unter inneren Krankheiten S. 215.

Epididymitis, Nebenhodenentzündung s. bei Gonorrhoe S. 620.

Enuresis, Bettnässen s. S. 219.

Erektionen s. bei Gonorrhoe S. 614; bei dauernden Erektionen (Priapismus) an Leukämie denken!

Gonorrhoe, Tripper.

Die Gonorrhoe ist eine akut einsetzende, zu chronischem Verlauf neigende Infektionskrankheit, deren Erreger der von Neißer 1879 entdeckte Gonokokkus ist. Dieser kaffeebohnenförmige Diplokokkus liegt in Verergruppen, seltener extrazellulär, besonders auf Epithelien, häufiger intrazellulär in Leukozyten. Er färbt sich mit den gebräuchlichen Anilinfarbstoffen und entfärbt sich nach Gram. Form und Größe (Vergleichspräparat!), Lagerung der Kokken zu einander und zu den-Zellen (intrazellulär) und gramnegatives Verhalten sind charakteristisch. Im Zweifelsfalle entscheidet die Kultur: Er ist auf Serum- oder Aszitesagar bei 36—37° züchtbar und wächst in feinen, tautropfenartigen Kolonien.

Zum Nachweis dient und genügt meist kurze Färbung eines Objektträgerausstrichs (Trockenpräparat, über Flamme kurz fixiert) mit Löfflers Methylenblau; Abspülen mit Wasser, Trocknen mit Fließpapier, Betupfen mit Zedernöl und Betrachtung mit Ölimmersion. Kurze Differenzierung ($^1/_2$—5 Min.) in 10proz. Natr.-hyposulfitlösung bei dickeren Ausstrichen (Cervix-, Prostatasekret usw.) empfehlenswert (Gk. bleiben tiefblau auf blassem Grund). Die Gramfärbung muß folgendermaßen geschehen: Färbung mit Anilin- oder Karbolgentianaviolett $^1/_2$—1 Minute, ohne Spülung Abtrocknen mit Fließpapier, Jodjodkalilösung (Jod 1, Kal. jodat. 2,0, Aqu. dest. ad 300,0) 1 Minute, Abtrocknen mit Fließpapier, Entfärben in Alc. absol., bis nur noch grauer Farbschimmer zu erkennen ist (etwa 10—20 Sekunden); darauf Abspülen in Wasser und Nachfärben mit verd. Fuchsinlösung. Gonokokken sind dann rot, andere Bakterien, wie Staphylokokken, dunkelblau.

I. Gonorrhoe, Tripper des Mannes.

Man unterscheidet die akute und chronische Gonorrhoe; letztere wird angenommen, wenn nach 2—3 Monaten Heilung nicht eintritt. Von größter Wichtigkeit ist die Lokalisationsdiagnose, welche die Ausdehnung des Katarrhs bzw. der Entzündung auf die Urethra anterior (bis zum Sphincter externus), Urethra posterior (bis zum Sphincter internus), die Adnexe (Prostata und andere Drüsen) und Harnblase zu bestimmen hat. Erforderlich ist stets die Zweigläserprobe, wobei nach längerem Anhalten des Urins 50—100 ccm in das erste, der Rest in das zweite Glas entleert wird. Trübung und Flocken in der 2. Portion beweisen Gonorrhoea posterior, während bei Gon. anter. die 2. Portion klar ist; am sichersten ist die Probe morgens (Nachturin). In subakuten und chronischen Fällen versagt sie mitunter. Dann empfiehlt sich die Spülprobe: Ausspritzung der Urethr. anter., bis die Flüssigkeit klar und flockenfrei ist, dann

Urinentleerung; etwaige Flocken entstammen nun der Urethr. poster. Erkrankungen der Prostata können nur durch sorgsame Palpation (Knötchen, Knoten, Schwellung, Fluktuation) und nicht selten erst durch Massage und mikroskopische Untersuchung (Eiterzellen, Gk.) erkannt werden. Weiteres s. unten.

Über die **Verhütung der Gonorrhoe** s. bei Prophylaxe der Geschlechtskrankheiten S. 632.

Als **Allgemeinverordnungen** sind zu beachten: Vermeidung starker körperlicher Bewegung (Turnen, Radfahren, Reiten, Laufen usw.); Tragen eines gut sitzenden Suspensoriums, z. B. des Neißerschen, Neißer-Langlebertschen oder Teufelschen Duplex-Suspensoriums, dessen taschenartige Klappe zum Einlegen von Watte dient und die Beschmutzung der Wäsche verhindert. Sexuelle Aufregungen und schlüpfrige Lektüre sind streng zu vermeiden. Alkoholische und stark kohlensäurehaltige Getränke sind schädlich; geeignete Getränke sind Milch, Kakao, dünner Tee und nicht zu stark alkalische Mineralwässer in ziemlich reichlicher Menge; im Notfall sind 1—2 Glas Rotwein (mit Wasser verdünnt) zu gestatten. Für weichen Stuhlgang ist Sorge zu tragen (Backpflaumen, Feigenmus, Karlsbader Salz, Einläufe usw.). Wegen der großen Ansteckungsfähigkeit ist peinlichste Sauberkeit zur Pflicht zu machen (Augen, After nicht infizieren!). Nach jeder Berührung des Gliedes sind die Hände mit Seife und Wasser gründlich zu waschen; Glans und Präputium sind vor der Behandlung stets gut zu reinigen; die Tripperspritze wird nach dem Gebrauch mit gekochtem, dann abgekühltem Wasser gereinigt oder am besten in einem mit 1‰ Hydr. oxycyan.-Lösung (1 Pastille zu 0,5 auf ½ l; 10 Past. in Glasrohr verordnen, Gift!) gefüllten Glas aufbewahrt. Nach dem Urinieren und Spritzen wird vor die Harnröhrenöffnung (zwischen Eichel und Vorhaut) Watte oder besser Mull eingelegt. Der Klosettsitz ist vor Beschmutzung mit Eiter zu schützen (Papier unterlegen!) oder wenn beschmutzt, mit 1‰ Hg. oxycyan.-Lösung abzuwaschen.

Die **innere Behandlung** ist bei akuter Gonorrhoe, zumal der hintern Harnröhre, und Reizung der Blase nützlich und stets anzuraten.

In erster Linie empfehlenswert sind das Sandelöl und seine Derivate, vor allem Santyl (in Fläschchen zu 15 g, 3mal tägl. 20 Tropfen, oder Kapseln, 3mal 2 Kapseln nach den Mahlzeiten) und Gonosan (neben Sandelöl auch Kawaharz enthaltend, 3mal tägl. 2 Kapseln); billiger, aber weniger gut verträglich ist Ol. santal. ostindic., 3mal tägl. 10—15 Tropfen oder Kapseln zu 0,5 nach den Mahlzeiten (3mal tägl. 1—2 Kapseln). Außerdem werden besonders bei Urethritis posterior und Cystitis Hexamethylentetramin (Urotropin), Hexal (sulfosalizylsaures Hexamethylentetramin), Salol, gelegentlich auch Aspirin oder Salipyrin mit Erfolg verwandt; alle diese Mittel sind in Tabletten (20 Tabletten zu 0,5 g im Glasrohr) käuflich und werden 3mal täglich zu 1 g (= 2 Tabl.) verordnet.

Keines dieser Mittel wirkt gonokokkentötend, aber sie lindern die Schmerzen, vermindern die Sekretion und den Reizzustand und verhüten z. T. Sekundärinfektionen. Außerdem ist bei tieferer Erkrankung ein Tee von Fol. uvae ursi (1½—2 Eßlöffel auf 1 l Wasser, 5 Min. kochen, im Lauf des Tages zu trinken) sehr empfehlenswert.

Größere Bedeutung hat neuerdings die **spezifische Vakzinetherapie,** die durch Temperaturerhöhung und Erzeugung von Antikörpern (?) wirkt, und die Behandlung mit heißen Vollbädern gewonnen.

Zur ersteren dienen Arthigon, Gonargin, selbsthergestellte Mischvakzine oder Autovakzine, die entweder intraglutäal oder intravenös eingespritzt werden; letztere ist oft am wirksamsten, aber nur wenigen zugänglich. Als Dosis wählt man bei Arthigon 0,2, 0,5, 1,0, 1,5, 2,0, 3,0 und mehr ccm intraglutäal und 0,05, 0,1, 0,2 0,3, 0,5, 0,75 und evtl. mehr intravenös; bei Gonargin, Misch- und Autovakzine 5—10, 25, 50, 100, 200 Millionen und mehr intraglutäal und 2, 5, 10, 25 usw. Millionen intravenös; eine Fieberreaktion ist erwünscht und für den Erfolg wesentlich; die Einspritzungen werden nach Abklingen des Fiebers alle 3—4 Tage wiederholt; das obige Schema gilt nur als Anhalt und muß je nach Stärke der Reaktion individuell abgeändert werden. Auftreten von Komplikationen ist möglich und zwingt zur Unterbrechung der Behandlung. Bei akuten Fällen ist besondere Vorsicht nötig.

Die Vakzinebehandlung ist empfehlenswert bei geschlossenen gonorrhoischen Krankheitsherden, deren Rückgang sie befördert, so bei Epididymitis, Prostatitis, Spermatocystitis, Arthritis, Erkrankungen der weiblichen Adnexe usw., während ihr Erfolg bei oberflächlichen Katarrhen zweifelhaft ist.

Auch diagnostisch ist die intravenöse Injektion von 0,2—0,3 Arthigon und 3—10—20 Mill. Gonargin verwendbar, da sie latente Gk. wieder zum Vorschein bringt und über 12 Stunden dauernde Temperaturerhöhung ebenfalls charakteristisch zu sein scheint.

Neben dieser Isobakterientherapie ist auch Heterobakterientherapie (z. B. Colivakzine) und Proteinotherapie (5—10 ccm gekochte Milch intraglutaeal, Pepton usw.) empfohlen worden. Die bei Gonorrhoe häufigen, oft sehr schmerzhaften und langdauernden Erektionen sowie Pollutionen bekämpft man durch Liegen auf harter Matratze, leichtes, luftiges Zudecken, kühles Zimmer, kalte Umschläge aufs Glied, Verabreichung von Brom (Bromkali, Bromnatrium oder Bromammon, 1—2 g abends ev. mit Zusatz von 0,1 Lupulin oder Camph. trit.), ferner Belladonna-Suppositorien (Extr. Bellad. 0 02, Ichthyol 0,15, Butyr. Cacao q. s. ut fiat suppos.) eine Stunde vor dem Schlafengehen und Sorge für Stuhlgang.

Heiße protrahierte Bäder (von 38°—43°), bei denen die Körpertemperatur durch langsamen Zufluß heißen Wassers auf 39° gebracht wird, sind nützlich, werden aber leider oft nicht vertragen (Messung im Mund, kühle Kompresse auf den Kopf, Kontrolle des Herzens und Pulses!); dafür können heiße Sitzbäder, heiße Rektal- und Harnröhrenspülungen (bis 45° C und mehr) eintreten.

Injektionsmittel und Anwendungsarten.

Die gebräuchlichen und bewährten Injektionsmittel sind 1. die silberhaltigen Antigonorrhoica, 2. Antiseptica und Adstringentia. Zu den ersteren gehören Albargin (0,05—0,1—0,2%), Protargol (1/4 bis 2%), Argonin (2—5%), Choleval (1/2—1 1/2 %), Ichthargan (0,1—0,4/200), Arg. nitric. (0,1—0,2/200); zu den letzteren Kal. permang. (0,04—0,1/200), Hydrarg. oxycyan. (0,04—0,05/200), Zinc. sulfur. (0,25—1%) und sulfocarbol. (0,3%), Resorcin (1—2%), Ichthyol (1—3%), Cupr. sulf. (0,2—2/200) u. a. Diese Mittel werden entweder zur Injektion, Spülung oder Instillation benutzt oder als Schmelzbougies angewandt.

Zur Einspritzung, die der Kranke selbst ausführen kann, dient eine Glashartgummispritze von 12 ccm Inhalt mit konischem Ansatz; wenn die Kranken damit nicht gut fertig werden, wählt man einen konischen weichen Gummiansatz, der sich besser in die Öffnung einführt. Vor der Einspritzung muß uriniert und die Harnröhrenmündung gut gereinigt werden; dann Finger und Eichel trocknen, die gefüllte Spritze vorsichtig in die Öffnung bringen, mit Daumen und Zeigefinger die Eichel fest andrücken, so daß nichts vorbeiläuft, und nun langsam einspritzen; erst 1/2 Spritze und 1—2 Minuten, bald 3/4—1 ganze Spritze und 5—10 Minuten drin lassen. Nachher muß die Lösung im Strahl herauskommen. Weiteres s. unten. Die Einspritzung macht der Arzt dem Patienten einmal vor und läßt sich beim nächsten Besuch zeigen, ob alles richtig verstanden ist.

Spülungen ohne Katheter (sog. Janetsche oder Druckspülungen) werden entweder mit dem 1—1,80 m hochgestellten Irrigator oder mit einer 100 ccm fassenden Wundspritze gemacht. Als Ansatz an den Irrigatorschlauch empfiehlt sich eine doppelläufige, stumpfkonisch endigende Glaskanüle, die sowohl Spülungen der vorderen als auch der hinteren Harnröhre ermöglicht. Der Patient sitzt auf einem Behandlungsstuhl oder Bidet; das Glasrohr wird, nachdem er uriniert hat, in die mit Sublimatbausch gereinigte Urethralöffnung mittels der rechten Hand eingesetzt, wobei die linke Hand mit Daumen und Zeigefinger die Urethrallippen gegenpreßt, und nun der Klemmhahn geöffnet; die auf 40—45° erwärmte Lösung dringt nun bis in die Pars bulbosa und läuft durch die Nebenöffnung zurück (Spülung der Ur. anter.). Verschließt man nun die Nebenöffnung mit dem Finger, so stößt die Flüssigkeit gegen den Sphinkter und, wenn nun der Kranke diesen lose hält, als ob er urinieren wollte, läuft sie durch bis in die Blase (Spülung der Ur. poster. und Blase). Anfängliche Schwierigkeiten lassen sich durch vorherige Injektion von 2% Alypinlösung meist überwinden. Die Flüssigkeitsmenge, die man durchlaufen läßt, beträgt 1/2—1 Liter, wobei natürlich nach Füllung der Blase inzwischen uriniert werden muß. Diese Technik muß geübt und jede Gewalt dabei vermieden werden.

Zur Druckspülung kann auch eine 100 ccm fassende Wundspritze Glashartgummi- oder Janetsche Spritze) benutzt werden, wobei der Druck durch das Gefühl kontrolliert werden kann; auch dabei wird erst eine Spritze zur Spülung der Ur. ant., eine zweite und dritte für die Posterior und Blase verwandt.

Bei großer Empfindlichkeit empfiehlt es sich, statt der Druckspülung eine Katheter- oder Didaysche Spülung zu machen. Hierbei wird ein Nélatonkatheter (16—18 Charr.) vorsichtig eingeführt, bis etwas Urin fließt, dann so weit zurückgezogen, daß Urin eben nicht mehr abfließt, und nun die Posterior gespült, indem man ganz langsam zurückzieht (100—200 ccm); sobald das Katheterauge aus der Posterior in die P. bulbosa gelangt, fließt die Flüssigkeit vorn ab und überspült rückläufig die Anterior (ebenfalls 1—2 Spritzen). Diese Methode kann bei Einführung des Katheters nur bis in die Pars bulbosa auch zur vorsichtigen Spülung der Urethra anter. allein benutzt werden; ferner kann auf diese Weise ein Blaseneinguß gemacht werden, indem man in die vollständig entleerte Harnblase 100 ccm Lösung einspritzt und sie nach Entfernung des Katheters ausurinieren läßt.

Zur Einträufelung (Instillation) in die Urethra posterior dient eine 5 ccm fassende Spritze und ein Knopf- (sog. Guyonscher) Katheter, der am Ende eine olivenartige Anschwellung trägt. Dieser wird auf die gefüllte Spritze aufgesetzt, vorsichtig bis über den Sphinkter eingeführt und dann zurückgezogen, bis man seinen Muskelwiderstand eben fühlt; dann werden 1—2—5 ccm langsam eingespritzt; alsdann wird der Knopfkatheter vor sichtig herausgezogen.

Örtliche Behandlung.

In ganz frischen Fällen (1—3 Tage nach der Ansteckung), wenn das Sekret noch kaum eitrig und reicher an extra- als an intrazellulären Gonokokken ist, ist die Abortivheilung aussichtsvoll. Hierzu injiziert der Arzt nach Urinentleerung und Anästhesierung mit 1,5 proz. Alypin 5—8 ccm warmer 2 proz. Albarginlösung und beläßt sie 3—5 Minuten in der Harnröhre; nach etwa 12 Stunden kann bei nicht zu starker Reizung das Verfahren nochmals wiederholt werden. Darauf Kontrolle auf Gonokokken und zur Sicherheit evtl. noch einige Spülungen der vorderen Harnröhre mit heißer Albarginlösung (1—2‰ 40—45°).

Statt 2% Albargins wird auch 4% Protargol empfohlen. Letzthin hat Neißer zweimal tägliche Injektion von Novinjektolsalbe (Protargol 6,0, Alypin 2,0, Aqu. dest. 24,0, Eucerin anhydr. Adeps lan. anhydr. ad 100,0) empfohlen, die erwärmt direkt aus der käuflichen Spritztube eingespritzt und in Menge von 6—10 ccm etwa 8 Stunden durch Verband in der Urethra gehalten werden soll; mitunter soll nach 1—2 solcher Dauerinjektionen Heilung erfolgt sein.

Urethritis anterior gonorrhoica, vorderer Harnröhrentripper.

Zweigläserprobe ergibt: Urin I mehr oder weniger trüb, flockenhaltig, II klar. In Sekret und Fäden Ek. (= Eiterkörperchen) +, Gk. +.

Sofortiger Beginn mit Injektionen, deren Konzentration und Dauer allmählich bis zum Schwund der Gonokokken unter Vermeidung erheblicherer Reizerscheinungen gesteigert wird. Nur bei starken Reizerscheinungen (Ödem, blutigem Ausfluß) werden anfangs lediglich Umschläge mit Liqu. Alum. acet. und Bäder gemacht, doch auch hier baldmöglichst vorsichtige Injektionen oder Spülungen versucht. Zunächst sind Choleval (1—3/200) und Albargin (0,1—0,4/200) oder beide abwechselnd zu empfehlen; hiermit werden je nach Verträglichkeit 4—6 Injektionen von erst 3, dann 5, dann 10 Minuten-Dauer gemacht und die Konzentration durch Zusammengießen einer schwächeren und stärkeren Lösung ganz allmählich gesteigert, soweit es ohne stärkere Reizung angeht; $^1/_2$—1 proz. Choleval und 1 $^0/_{00}$ Albargin werden fast stets, stärkere Lösungen manchmal nicht vertragen. Bei prolongierten Einspritzungen nach 5 Minuten entleeren und nochmals spritzen (Doppelinjektion); auch 15—30 Minuten vertragen manche gut. Verschwinden die Gk. nicht nach 8—10 Tagen, so geht man zu Protargol (0,5—3/200) oder Argonin (4—10/200) über; letzterem kann in besonders hartnäckigen Fällen 0,3 bis 0,5% Liqu. Argentamini zugefügt werden. Sehr zweckmäßig ist es, jeden oder jeden zweiten Tag an Stelle einer Injektion eine heiße (40—45°) Spülung der Urethra ant. mit Albargin ($^1/_{2000}$—$^1/_{500}$ steigend), bei Reizung mit Kal. perm. ($^1/_4$—1$^0/_{00}$), und in sehr hartnäckigen Fällen mit Arg. nitr. ($^1/_4$—1$^0/_{00}$) mit Irrigator oder Spritze vorzunehmen (s. oben). Da Gewöhnung an ein Mittel eintritt, ist nicht nur Ansteigen mit der Stärke, sondern nach einiger Zeit auch ein Wechsel empfehlenswert. Zweimal wöchentlich wird der mikroskopische Befund (Ek, Ep, Gk) in Sekret oder Fäden kontrolliert; erst 8—10 Tage nach Verschwinden der Gonokokken darf probeweise ausgesetzt werden. Bleibt noch eine geringe gonokokkenfreie Sekretion zurück, so verordnet man Kal. perm. (0,05/200) oder Zinc. sulfur. (Zinc. sulf. 0,5, Resorcin 1—2, Aqu. ad 200), evtl. auch Cupr. sulf. (0,2—1/200) oder Ichthyol (2—4/200); auch Ichthargan (0,1—0,4/200) eignet sich gut zur Nachbehandlung, besonders wenn der Gonokokkenbefund zweifelhaft blieb. Bei dieser Therapie heilt die unkomplizierte Urethritis anter. in etwa 4—6 Wochen; zur Feststellung der Heilung ist eine Knopfsondenuntersuchung (Reizprobe) anzuraten, die zugleich auch evtl. Infiltrate erkennen läßt; auch intravenöse Injektion von 3—10 Mill. Gonargin oder 0,2—0,3 Arthigon bringt latente Gk. zum Vorschein. — Man kann die Urethrit. ant. mitunter durch zweimal täglich ausgeführte Druckspülung mit Albargin (evtl. Kal. perm. abwechselnd) schneller heilen; doch ist der Gewinn gegenüber der bequemeren kombinierten Spritz-Spültherapie meist nicht groß.

Urethritis posterior gonorrhoica, hinterer Harnröhrentripper.

Kündet sich manchmal durch Harndrang, Tenesmus, gesteigerte Erektionen, terminale Blutung an, tritt aber nicht selten schleichend ohne besondere Beschwerden auf. Zweigläserprobe ergibt: Urin I und II getrübt und flockenhaltig (bes. morgens im Nachturin). Ek. und Gk. auch in Flocken und Sediment der 2. Harnportion. Mitunter Harnretention.

Bei akuten Reizerscheinungen (besonders Hämaturie, Tenesmen) Bettruhe, blande Diät, innere Mittel (s. oben), heiße Sitzbäder, in denen bei Retentio urinae oft auch Harnentleerung gelingt; sonst vorsichtige Einführung eines Nélatonkatheters (16—18 Charr.). Suppositorien mit Morphium (0,015), Belladonna (0,02) und Ichthyol (0,15) und heiße Rektalspülungen mit dem Irrigator oder der Arzbergerschen Mastdarmbirne sind ratsam.

Möglichst bald nach Abklingen der Reizerscheinungen wird mit der Lokaltherapie in ähnlicher Weise, wie sie bei Urethritis anterior geschildert wurde, begonnen; nur steigt man mit Konzentration und Dauer der Einspritzungen noch vorsichtiger und fügt Spülungen oder Instillationen der Urethra posterior hinzu. Hierzu dient entweder eine vorsichtige Druckspülung mit Kal. perm. ($^1/_{4000}$—$^1/_{2000}$) oder Albargin ($^1/_{4000}$—$^1/_{1000}$) oder Guyoninstillation mit 1—3 % Albargin, stets vorsichtig steigend; letztere Methode ist die einfachste und wird meist gut vertragen. Ist der II. Urin stark trüb, so wirken Spülungen nach Diday oder Blaseneingüsse mit Albargin ($^1/_{2000}$—$^1/_{300}$) oft besser. Später kann bei guter Verträglichkeit und resistenten Gonokokken auch Arg. nitric. ($^1/_{4000}$—$^1/_{1000}$ für Spülungen, $^1/_{1000}$ bis $^1/_{300}$ für Blaseneingüsse, $^1/_4$—2% für Instillationen) angewandt werden. Die Spülungen werden mit erwärmten Lösungen (40 bis 45°) jeden zweiten oder jeden Tag gemacht. Auf Prostata und Nebenhoden ist sorgsam zu achten; Druckspülungen werden mitunter nicht gut vertragen; auch unvorsichtig ausgeführte Instillationen und Katheterspülungen können Komplikationen herbeiführen. In schwer beeinflußbaren Fällen haben sich mir Blaseneingüsse oft am besten bewährt. Die örtliche Behandlung der Pars posterior ist fortzusetzen, bis der II. Urin dauernd (auch morgens) klar und das Prostataexprimat normal befunden ist.

Cystitis gonorrhoica, Blasentripper.

Beschwerden wie bei Urethritis posterior; II. Urin stark getrübt. Im Sediment zahlreiche Ek. und Gk. Nicht selten aber beruht die starke Harntrübung auf Sekundärinfektion mit Staphylokokken (Gramfärbung!), Kolibazillen usw. In chronischen Fällen an Tbc. denken.

Die Behandlung ist die gleiche wie bei Urethritis poster.; besonders Blaseneingüsse mit Albargin ($^1/_{1000}$—$^1/_{300}$) oder Argent. nitr. (ebenso) wirken ausgezeichnet. Bei Sekundärinfektion Urotropin oder Hexal und Bärentraubentee nicht vergessen!

Pyelitis gonorrhoica, Nierenbeckentripper.

Sehr seltene Komplikation, durch hartnäckige Harntrübung (trotz Behandlung), Schmerz in der Nierengegend, evtl. etwas Albumen erkennbar.

Behandlung wie bei Cystitis; Urinantiseptica, viel Tee, blande Diät, lokale Wärmeapplikation. Evtl. in langwierigen Fällen Ureterenkatheterismus und Instillation (Albargin, Kollargol oder Arg. nitric. 1—2%). Weiteres s. S. 214.

Prostatitis gonorrhoica, Vorstehdrüsentripper.

Häufige Komplikation der Urethrit. post., die oft von Druckgefühl und Schmerz, bes. beim Stuhlgang, manchmal von Fieber begleitet wird, sich aber auch nicht selten ohne merkliche Beschwerden einschleicht. Die akute Prostatitis ist durch mehr oder weniger starke Schwellung und Druckschmerz bei Palpation erkennbar; entweder sind einzelne kleinere oder größere Knötchen (Prostatitis follicularis) oder eine starke gleichmäßige Schwellung (Prostatitis parenchymatosa) fühlbar; mitunter kommt es zur Vereiterung und Abszeßbildung (Prostatitis abscedens), wobei meist Durchbruch nach der Harnröhre, seltener nach dem Mastdarm oder Damm erfolgt. Aber auch ohne nachweisliche Schwellung kann lediglich ein Katarrh der Drüsenausführungsgänge (Prostatitis glandularis) bestehen. Für die Diagnose ist daher nicht nur wiederholte und sorgsame Palpation, sondern in subakuten und chronischen Fällen auch Expression der Gänge durch Massage der Prostata und genaue mikroskopische Untersuchung des Exprimats auf Ek. und Gk. erforderlich. Vor der Expression ist die Harnröhre durch Urinlassen (evtl. Spülung) von Sekret frei zu machen; während der Expression wird die Urethra vorn zugehalten und das Prostatasekret dann auf Objektträger aufgefangen oder, wenn nichts herauskommt, aus dem Resturin durch Zentrifugieren gewonnen. Die Unterlassung dieser wichtigen Untersuchung, die nur in akuten Fällen (reichlich Ek. und Gk.) nicht erlaubt ist, verschuldet viele Mißerfolge und chronische Erkrankungen.

In akuten Fällen (Schwellung, Schmerz, Tenesmen) Behandlung wie bei akuter Urethritis posterior (Bettruhe,

Bäder, Zäpfchen, heiße Mastdarmeinläufe mit Kamillentee oder Hitzeapplikation mit der Arzbergerschen Mastdarmbirne). Daneben vorsichtige Vakzinetherapie (s. oben), welche öfters schnell und günstig einwirkt. Bei hochgradiger Schwellung und Abszeßbildung Aussetzen der örtlichen Behandlung, doch wird man stets möglichst bald mit milden warmen Spülungen beginnen, wie bei Urethr. post. Vor allem vorsichtige Blaseneingüsse mit Albargin, behutsam ausgeführte Druckspülungen mit Kal. perm. oder Albargin oder Didaysche Spülungen mit letzterem werden gewöhnlich bald vertragen. Ein chirurgischer Eingriff (Punktion vom Mastdarm her oder Inzision am Damm) ist meist nicht erforderlich, da bei Hitze- und Vakzinebehandlung gewöhnlich Rückgang oder Durchbruch nach der Urethra erfolgt. Mit der Konzentration der Spülflüssigkeit steigt man besonders vorsichtig (s. oben). Nach Abklingen der Reizerscheinungen und in subakuten Fällen sofort vorsichtige Massage, danach Entleerung des Resturins und nun Gyon-Instillation mit $^1/_2$—1—2 bis 3% Albarginlösung oder Druckspülung mit Albargin ($^1/_{2000}$ bis $^1/_{1000}$—$^1/_{600}$ langsam steigend); in chronischeren und hartnäckigen Fällen werden statt dessen Arg. nitric.-Blaseneingüsse und Didaysche Spülungen mitunter besser vertragen und wirken schneller. Bei einfacher glandulärer Prostatitis genügen meist die in der Praxis am leichtesten auszuführenden Gyon-Einspritzungen. Daneben Injektionen in die Urethra anterior nach den obigen Regeln durch den Patienten. Nach Rückbildung der Prostataschwellung, Verschwinden der Gk. und Rückgang der Ek. bis auf eine geringe Zahl wird die Massage, die 2—3 mal wöchentlich durchgeführt wurde, ausgesetzt. Zu lange Fortsetzung derselben züchtet Sexualneurastheniker. Fälle mit vermehrtem Ek.-Gehalt, doch ohne Gk. müssen längere Zeit nachkontrolliert werden, wobei heiße Sitzbäder und Arzbergerspülungen fortgesetzt werden können.

Epididymitis, Funiculitis und **Spermatocystitis gonorrhoica, Nebenhoden-, Samenstrang-, Samenblasentripper.**

Fast stets plötzlicher Beginn mit heftigem Schmerz und oft hohem Fieber. Geschlechtliche Aufregungen, Pollutionen, unvorsichtige örtliche Behandlung, körperliche Anstrengung usw. kommen ursächlich in Betracht, mitunter auch unvorsichtig geleitete Vakzinetherapie. Nebenhoden mehr oder weniger (bis faustgroß) geschwollen, sehr schmerzhaft; mitunter daneben entzündliche Hydrocele (Fluktuation) und Schwellung des Samenstranges bis in den Leistenkanal — dabei selten peritonitische Reizung! — und bis zu seiner Einmündung in die Prostata. Diese vom Rektum fühlbare strangförmige Verdickung kann mit der selteneren Spermatocystitis (Schwellung oberhalb der Prostata mehr knotig) verwechselt werden. Die selten zur Vereiterung führende Epididymitis ist eine häufige Komplikation, meist nur einseitig auftretend. Einseitige Erkrankung hat öfters, doppelseitige — gewöhnlich nacheinander auftretend — fast immer Azoospermie, also Sterilität zur Folge, die übrigens auch durch langdauernde oder schwere Prostatitis bewirkt werden kann. Verwechslung mit Tuberkulose (chronischer, hart, feinhöckerig, weniger schmerzhaft), Syphilis (derbe gummöse Knoten im Hoden, WaR.) vermeiden; Epididymitis an einem nicht deszendierten Hoden kann Bubo oder eingeklemmte Hernie vortäuschen!

Durch Tragen eines gutsitzenden Suspensoriums, körperliche Schonung, sorgsame Behandlung der Urethritis kann die **Epididymitis** meist verhindert werden. Wichtig ist auch Ruhigstellung des Ductus deferens durch Suppositorien mit 0,02 Extr. Belladonn. oder 0,001 Atropin. Bei akuter Epididymitis Bettruhe, Aspirin (mehrmals 1,0) oder Pyramidon (mehrfach 0,3); Suppositorien mit 0,015 Morph. mur. neben 0,02 Extr. Belladonn. und 0,2 Ichthyol. (2 mal tägl.) Örtlich Hochlagerung auf Hodenstütze (Pappbrettchen oder käufliches mit Trikotstoff überzogenes Drahtgestell); Umschläge mit Liqu. Alum. acet. (1 : 8), möglichst bald heiße Leinsamenkissen (Kataplasmen). Vorsichtige Vakzinebehandlung (s. oben). Punktion nicht empfehlenswert. Möglichst frühzeitig, sobald die Schwellung nachgelassen hat, vorsichtige Injektionen (Choleval usw.) und Spülungen wie bei Urethrit. poster. (s. dort). Zur Nachbehandlung der langsam zurückgehenden Infiltrate feuchter Verband im weiten Suspensorium mit Liqu. Alum. acet. (1 : 8 Wasser, evtl. mit 1 Löffel Spiritus), ferner Jodvasogen oder 10proz. Jodkali- oder Jothionsalbe. Selten ist Frickescher Heftpflasterverband (Ringtour oberhalb des Nebenhodens, dann Umwicklung desselben mit Pflasterstreifenbügel und ringförmig zur Kompression) oder Fibrolysin erforderlich. Heiße Sitzbäder und Kataplasmen, Vakzine und Jodsalbe genügen fast immer zur ausreichenden Rückbildung.

Spermatocystitis wird wie Prostatitis durch Expressionsmassage (möglichst hoch), heiße Arzberger-Spülungen, Suppositorien mit Ichthyol und Jodkali (je 0,15—0,2) und Extr. Bellad. oder Morphium neben Vakzine behandelt.

Bei **Funiculitis** ebenfalls Umschläge und Jodsalbe; bei ausstrahlenden Schmerzen und peritonitischer Reizung zeitweise Eisblase.

Peri- und paraurethrale Gänge und Tysonitis, Trippergänge.

Kürzere und längere Taschen und Gänge dicht an der Urethralmündung, zu Seiten des Frenulum (Tysonsche Drüsen) und an der Raphe des Penis und Skrotum, oft schwer erkennbar, aus denen auf Druck Eiter (Ek. und Gk. +) sich entleert. Sehr wichtig als Ursache von Rezidiven, falls sie übersehen werden.

Injektionen von 5—10 proz. Albargin oder Arg. nitric. mit stumpfer Pravazscher Kanüle helfen nicht sicher; daher besser elektrolytische Verödung (2 Milliamp. 1—2 Min.) oder Ausbrennen mit dem Mikrobrenner oder Exzision, z. B. an der Raphe.

Periurethrale Infiltrate u. Abszesse sowie Cowperitis, Tripperbeulen.

Derbe von den Littréschen oder der Cowperschen Drüse ausgehende entzündliche Knoten und Abszesse (Fluktuation oft schwer und erst spät sicher fühlbar); manchmal groß, mitunter klein und nur auf Bougie deutlich fühlbar.

Kleine Knötchen (chronische Entzündung) werden mit Kataplasmen und Massage auf Metallbougie behandelt. Große vereiternde erfordern ebenfalls erst Umschläge, Kataplasmen und Bäder, frühzeitig aber breite Inzision in der Längsrichtung und Jodoformgazetamponade. Da Fluktuation wegen der Spannung auch bei der einseitig sitzenden Cowperitis nicht gut erkennbar ist, evtl. Probepunktion auf Eiter. Frühe breite Spaltung bei in die Harnröhre eingeführtem elastischem Bougie und gute Tamponade verhüten am besten Harnröhrenfisteln; auch lassen Fieber und Schmerz dadurch schnell nach. Auch Gk.-Vakzine ist nützlich.

Lymphangitis dorsalis penis und Lymphadenitis gonorrhoica, Lymphgefäß- und Leistendrüsentripper.

Derbe entzündliche Schwellung des dorsalen Lymphstranges, mitunter mit einer eine syphilitische Sklerose vortäuschenden Härte im Sulcus; Drüsen erkranken noch seltener und bilden dann strumöse meist nicht vereiternde Pakete. In chronischen Fällen an Tbc. denken.

Behandlung: Umschläge oder feuchte Verbände, heiße Kataplasmen, Vakzinetherapie. Bei etwaiger Erweichung Punktion und Injektion von 3—5 % Albargin oder Jodoformglyzerin. Bei starker Lymphangitis milde Injektionen, evtl. zeitweises Aussetzen.

Gonorrhoea chronica (Urethritis chronica gonorrhoica) und Urethritis postgonorrhoica, chronischer und Nachtripper.

Eine Gonorrhoe, die in 2—3 Monaten nicht heilt, bezeichnet man als chronische. Dabei muß man scharf unterscheiden zwischen der noch infektiösen gonorrhoischen und der gonokokkenfreien postgonorrhoischen Erkrankung. Beide sind durch mehr oder weniger (mitunter sehr geringen) Ausfluß, Fäden und Flocken („Tripperfäden"), leichte Trübung, gelegentliche Verschlimmerung (nach Anstrengungen, Alkoholgenuß, Koitus), öfters auch subjektive Beschwerden (Kitzeln, Brennen, Druck, Harnreiz usw.) gekennzeichnet. Im ersteren Falle sind Gk. im Morgensekret, Fäden, Prostata- oder Drüsenexprimat bei gründlichem Suchen zu finden; im zweiten fehlen Gk., dafür sind neben Ek. Bakterien und Kokken (auch intrazelluläre) manchmal reichlich, manchmal spärlich, mitunter auch nicht vorhanden. In beiden Fällen ist die Lokalisationsdiagnose nach den oben gegebenen Prinzipien sehr wichtig. Bei chronischer Gonorrhoe oder postgonorrhoischer Urethritis der vorderen Harnröhre ist genau auf Infiltrate zu fahnden. Schon bei ziemlich frischen Fällen können sich Drüsenentzündungen und weiche Infiltrate um erkrankte Littrésche Drüsen bilden, aus denen dann bei mangelnder oder unzweckmäßiger Behandlung harte Infiltrate und nach Jahren Strikturen sich entwickeln können. Derartige Infiltrate (Urethritis chron. infiltrativa) können mit starker Knopfsonde (möglichst 22—24 Charr.) besonders beim Zurückziehen gefühlt oder auf ebenso starkem Metallbougie (Beniqué) als knotige Verdickungen palpiert werden; das Urethroskop macht sie als rote sukkulente oder mehr weißliche derbe Vorwölbungen oder später als trichterförmig klaffende Strikturen, die entzündete Drüsenöffnungen, papillomatöse Wucherungen u. dgl. tragen, dem Auge kenntlich. Drüsensekretpfröpfe können im Urethroskop entnommen oder durch Auspressen mit dicker Knopfsonde (beim Zurückziehen und Auflegen der Flachhand auf die Unterseite des Penis — v. Crippascher Handgriff) zur mikroskopischen Untersuchung gewonnen werden. Auch auf chronische Cowperitis (Palpation und Ausdrücken des Sekrets am Damm in Rückenlage bei erhobenen Beinen) ist zu achten. Bei chronischer Gonorrhoea poster. sind Fäden und Sediment der II. Urinportion, Exprimat der Prostata (s. oben) und Samenblase genau zu prüfen (Nachturin!). Schwellung des Colliculus seminalis und Papillome dieser Gegend sind nur bei Urethroscopia poster. sicher zu erkennen; Schmerzhaftigkeit und Blutung bei Sondenuntersuchung erwecken Verdacht auf ihr Bestehen. Durch Urethrorrhoea e libidine (schleimiges Sekret nach Erregung, Erektion), Prostatorrhoe (Abgang von Prostatasekret bei Defäkation oder am Schluß der Harnentleerung) sowie Trübung des Harns infolge von Pollution lasse man sich nicht täuschen. In chronischen Fällen an Tbc. denken. (TB und Erythrocyten im Sediment, Albumen, Meerschweinimpfung!)

Die Behandlung der **chronischen Urethritis gonorrhoica** geschieht nach den oben angegebenen Methoden mittels Injektionen und Spülungen (40—45°), die sich je nach Lokalisation der Herderkrankung nur auf die Urethra anter. oder auch poster. und Blase erstrecken. Massage der erkrankten Drüsen (Littrésche, Cowpersche Drüsen, Prostata, Samenblase) ist im Erkrankungsfalle 2—3 mal wöchentlich durchzuführen. Die Massage der erstgenannten Drüsen geschieht auf einem in die Urethra anter. bis nahe an den Sphincter extern. eingeführten Metall-(Beniqué-)Bougie mittels Daumen und

Zeigefinger der rechten Hand, während die linke das Bougie festhält; auf diese Weise werden auch derbere Infiltrate mehr oder weniger beseitigt; weichere gehen zuweilen schon bei Spülungen zurück. Wo die Massage auf dem Bougie nicht ausreicht, können nach Verschwinden der Gk. Dehnungen mit dem 3 oder 4 teiligen Dilatator (alle 5—7 Tage allmählich von 23 um 1—2° bis 35 oder 40 steigend) neben Spülungen oder mit dem Spüldilatator zugleich mit Spülungen (Hydrarg. oxycyan. $^1/_{5000}$—$^1/_{4000}$) gemacht werden; dabei sind Einrisse und Blutungen möglichst zu vermeiden; wo sie vorkommen, Aussetzen und noch vorsichtigeres Vorgehen. Kommt man so nicht weiter, so ist Urethroskopie mit dem Valentineschen Instrument und Behandlung stark erkrankter Drüsengänge, granulomatöser oder papillomartiger Wucherungen durch örtliche Ätzung mit 2—5—10 proz. Arg. nitric., intraurethrale Elektrolyse oder Kaustik, Abtragen von evtl. Polypen mit kalter Schlinge unter Leitung des Auges anzuraten, die nur ein geübter Spezialist vornehmen sollte. Bei ausgedehnten Drüsenerkrankungen und Infiltraten sind auch elektrische Heizsonden von steigender Stärke (Thermometer zeigt bis zu 55—60° an) vorteilhaft.

Die **Urethritis chronica postgonorrhoica** wird ebenfalls mit Injektionen, Spülungen, Bougieren, Dehnungen behandelt. Hier sind besonders bei Vorhandensein zahlreicher Bakterien (Stäbchen oder Kokken) Spülungen mit Hydrarg. oxycyanat., Argent. nitric. und Injektionen mit Zinkresorzinlösung am Platze; zu örtlicher Ätzung ist neben Arg. nitric. (2—5%) auch Cupr. sulfur. (3—10%) zu empfehlen, das bei hartnäckiger Sekretion auch zur Pinselung mit dem Ultzmannschen Pinselapparat in steigender Konzentration (von $^1/_2$—10 und selbst 20%) nützlich ist.

Das **Ziel der Behandlung** muß sein: 1. die Gk. dauernd zu beseitigen; 2. auch Sekretion, Fadenbildung, Eitergehalt des Prostatasaftes und Trübung des Urins möglichst völlig zu beheben.

Wenn dies auch oft gelingt, so bleibt doch in manchen Fällen eine geringe Sekretion (etwas Ausfluß morgens, Fadenbildung) übrig. Findet man auch nach Reizung keine Gk., so kann die Behandlung ausgesetzt werden, wenn weitere Besserung nicht mehr gelingen will. Eine geringe derartige Absonderung beruht auf Metaplasie des Harnröhrenepithels und oft auch Ansiedlung gewisser Bakterien und hat keine wesentliche Bedeutung. Die Kranken sind zu beruhigen und können selbst heiraten, wenn auch nach Provokation (intravenöse Gk.-Vakzine, Sondenreizung) öfters (etwa 10 mal) Gk. selbst im Morgensekret (Abstrich und Fäden) sowie im Prostatasaft und Sediment nicht gefunden werden. Diese Gesichtspunkte sind nach vielfacher Erfahrung für die Feststellung der Heilung und Infektiosität (Heiratserlaubnis) als maßgebend zu betrachten.

Strikturen der Harnröhre sind durch allmähliche Dehnung mittels Bougiekur zu behandeln. Bei sehr engen Strikturen gelingt es, ein filiformes Bougie einzuführen, wenn man mehrere solcher bis zur engen Stelle bringt und nun behutsam eins derselben durchschiebt; mit Hilfe des Urethroskops gelingt die Einführung oft noch besser. Das Bougie kann dann 1—2 Tage liegen bleiben. Zur schnelleren Erweiterung empfiehlt sich das Lefortsche Verfahren: Metallsonde 10, 12, 14 Charriere werden an das eingeführte anschraubbare filiforme Bougie befestigt und unter dessen Leitung durchgeschoben. Sonst ist systematische Erweiterung durch allmählich dickere Sonden, und zwar erst Seidenbougies (mit olivenförmigem Ende), dann Metallbougies (möglichst bis 24 Charr.) notwendig. Weiteres s. bei Chirurgie S. 364. Bei diesen Bougierungen ist der Gebrauch innerer Harndesinfizienzien (Urotropin bzw. Hexamethylentetramin) zur Verhütung von Infektion der Blase dringend anzuraten.

Die Gonorrhoe der Frau.

Die Erkrankung kann akut oder subakut (schleichend) beginnen und neben Ausfluß schmerzhafte Entzündung, Urinbeschwerden, intertriginöses Ekzem usw. hervorrufen. Die Diagnose ist stets durch mikroskopische Untersuchung zu stellen, da auch in infektiösen Fällen klinische Merkmale fehlen können. Nach dem Sitz der Erkrankung werden unterschieden:

1. **Gonorrhoe der Urethra und Harnwege.** Durch Ausdrücken der Urethra mit dem Zeigefinger gegen die Symphyse läßt sich oft ein eitriger oder schleimig-eitriger Tropfen ausdrücken; dieser oder besser das mit Platinöse oder Sekretlöffelchen entnommene Sekret wird auf Ek. und Gk. untersucht (Gramfärbung, da oft andere Bakterien und Kokken daneben vorkommen!). Häufig ist der Urin (Zweigläserprobe wie beim Manne) trübe, da bei der Kürze der Urethra leicht eine Cystitis entsteht; die Prüfung des Sediments (II. Urinportion) ergibt, ob gonorrhoische oder sekundäre Cystitis vorliegt. In Fällen hartnäckiger Harntrübung ist an die seltene Pyelitis, ferner an Tbc. zu denken.

2. **Gonorrhoe der Cervix, des Uterus und der Adnexe.** Mehr oder weniger starkes, oft eitriges Sekret aus der Vagina, die bei Erwachsenen meist nur sekundär erkrankt ist. Portio oft gerötet, erodiert. Das mit Öse oder

Löffelchen entnommene Sekret zeigt Ek. und mehr oder weniger Gk. Sorgfältige Entnahme von der Cervixwand wichtig. Nicht selten Übergang auf die tiefere Schleimhaut des Uterus, wobei stärkere Sekretion, Schwellung, Schmerz auftreten, oder auch die Adnexe (Tuben, Peritoneum usw.), wobei Fieber, heftige Schmerzen und entzündliche Schwellung im Unterleib sich einstellen.

3. **Gonorrhoe paraurethraler Gänge und der Bartholinischen Drüsen und Vulvovaginitis.** Die neben dem Orificium urethrae gelegenen Skeneschen Gänge und Vulvardrüsen am Hymenring können ähnlich wie die paraurethralen Gänge beim Mann infiziert werden (rote Punkte, Sekret!) und, falls übersehen, zu Rückfällen in Urethra und Cervix Anlaß geben. Die Bartholinischen Drüsen können nur im Ausführungsgang oder auch Drüsenkörper ergriffen werden; dabei rote, sog. Saengersche Flecke, Sekretion, Schwellung oder schmerzhafter fluktuierender Abszeß ein- oder doppelseitig; chronische Schwellung durch Palpation zwischen Daumen und Zeigefinger erkennbar. Stets mikroskopische Untersuchung des Sekrets! Vulva und Vagina sind bei Erwachsenen seltener erkrankt, da Vaginalschleimhaut den Gk. keinen günstigen Nährboden bietet (Plattenepithel); sekundäre Erkrankung der Vagina (Colpitis granularis) häufiger. Bei Kindern ist Vulvovaginitis gonorrhoica (infantum) die regelmäßige Lokalisation; sie kennzeichnet sich durch eitrigen Ausfluß, Schwellung der Vulva und intertriginöses Ekzem. Sekret wird mit Öse oder Löffelchen aus der Tiefe der Vagina entnommen (oft Gramfärbung nötig!). Auch Urethra und Urin sind stets genau zu untersuchen. Übergang auf Cervix findet meist nicht statt.

4. **Gonorrhoe des Rektum.** Rektalgonorrhöe findet sich bei Frauen viel häufiger als bei Männern. Jucken, Schmerz beim Stuhlgang, Eiter- und manchmal auch Blutabgang kennzeichnen sie; zuweilen ist sie auch symptomlos. Abstrich von der Mastdarmschleimhaut (Gramfärbung!). Im Gefolge Ulcera, Papillome und Strikturen.

Allgemeine und innere Behandlung wie bei der Gonorrhoe des Mannes. Körperliche Ruhe, Reinlichkeit (Sitzbäder), reizlose Kost, Sorge für Stuhlgang sind von größter Bedeutung; in akuten Fällen und bei Adnexreizung Bettruhe und Umschläge (Liqu. Alum. acet.).

Bei **urethraler Gonorrhoe, Harnröhrentripper,** Santyl, Gonosan usw. wie beim Manne. Bei heftigerem Schmerz und Entzündung Umschläge mit Liqu. Alum. acet., prolongierte warme oder heiße Sitzbäder. Baldigst Injektionen in steigender Stärke wie beim Manne mit 10—12 cm fassender Spritze mit konischem Ansatz. Dabei entweder absatzweise spritzen und ablaufen lassen (ca. 3 ccm) oder ganz langsam ganze Spritze entleeren; in beiden Fällen Spritze mehrere Minuten vorhalten, um längere Einwirkung zu erzielen; auch können später 2 Spritzen hintereinander verabfolgt werden. Die Konzentration kann bedeutend stärker sein als beim Manne. Protargol 1—2—5 %, Albargin $^1/_4$—1—3 %, Choleval 1—2 %, Argonin 3—20 % (evtl. mit Zusatz von $^1/_4$—$^1/_2$ % Liqu. Argent.-

amin.), Arg. nitric. 1/4—1%. Diese Injektionen werden 2—3 mal täglich vom Arzt oder geübter Wärterin gemacht; auch Angehörige oder auch die Kranken selbst (Spiegel zwischen den Knien) erlernen sie. Nach der Injektion Einlegen von Bac. urethrales oder besser Gonostyli (fettfrei) mit 1,5 oder 3% Protargol, 1—2% Albargin, 1/4—1% Arg. nitric., die durch vorgelegte Watte festgehalten werden. In hartnäckigen und chronischen Fällen Bepinseln der Urethralschleimhaut im Harnröhrenspeculum mit 5—10% Albargin oder Arg. nitric.; evtl. auch Dehnung.

Cystitis wird mit Urotropin, Hexal, Fol. uvae ursi und Blasenspülungen (nach Janet oder mit Nélatonkatheter) behandelt wie beim Manne; auch bez. Pyelitis s. dort.

Periurethrale Gänge, Trippergänge und **Vulvardrüsen** sind mit 10proz. Arg. nitric. zu bepinseln; 5proz. Albargin- oder Arg. nitric. wird mit abgestumpfter Kanüle injiziert. Besser aber Ausbrennen oder Elektrolyse wie beim Mann.

Bei **akuter Bartholinitis** Bettruhe, Liqu. Alum.-Umschläge, heiße Kataplasmen. Bei Abszedierung breite Spaltung, Schnitt von oben nach unten dicht am Hymen), Tamponade mit Jodoformgaze, gelegentlich Ätzung mit 5% Albarginlösung. Bei Ganginfektion Injektion von 2—5% Albargin- oder Arg. nitr.-Lösung mit stumpfer feiner Kanüle. Bei chronischer Schwellung am besten Exstirpation.

Beim gonorrhoischen **Cervix-** und **Vaginalkatarrh, Gebärmutterhalstripper** und **Scheidenfluß,** sind heiße Sitzbäder und 2- oder 3malige Spülung mit antiseptischen Lösungen im Liegen erforderlich (s. Gynäkologie). Hierzu dienen Alaun (1 Eßlöffel auf 1 Liter), Kal. permang. 1/1000, Albargin oder Arg. nitric. 1/1000, Hydrarg. oxycyan. 1/1000, Zinc. sulfur. (1 Teelöffel auf 1 Liter), Acid. tannic. (1 Eßlöffel auf 1 Liter), Zinc. chlorat. Aqu. aa. (1/2 Eßlöffel auf 1 Liter). Einmal wird täglich ferner ein 10—20proz. Ichthyol- oder 10proz. Ichtharganglyzerintampon vor die Portio gelegt und vor der nächsten Spülung herausgenommen. Temperatur der Spülflüssigkeit erst 35°, später möglichst heiß. Nach Abklingen der Reizerscheinungen und in subakuten Fällen vorsichtiges Bepinseln oder Auswischen der Cervix mit 1—5proz. Albarginlösung mittels biegsamer watteumwickelter Playfairscher Sonden, Mengescher oder Saengerscher Stäbchen, alle 2 Tage einmal (außer bei Graviden). Bei Reizerscheinungen sofort aussetzen. Auch 2—5proz. Protargol, 1—5proz. Arg. nitric. und in ganz chronischen Fällen verd. Jodtinktur oder 10—20 proz. Chlorzinklösung können benutzt werden.

Bei **gonorrhoischer Metritis und Adnexerkrankung, Gebärmutter- und Eileitertripper,** Bettruhe, Suppositorien (Extr. Bellad. 0,02, Codein. phosph. 0,03, Ichthyol 0,2, Butyr. Cacao 1,5 bis 2,0), Umschläge, evtl. Eisblase, evtl. Morphium und Behandlung nach gynäkologischen Prinzipien (s. S. 514). Behutsame Anwendung der Vakzinetherapie und protrahierte heiße Bäder und Spülungen im Liegen (s. S. 506) sind hier anzuraten; vorsichtige örtliche Behandlung mit Albargin empfehlenswert.

Die **Rektalgonorrhoe, Mastdarmtripper,** wird am besten mit Injektionen von Protargol ($^1/_2$—2%), Albargin ($^1/_4$—1%) mittels etwas größerer Injektionsspritze behandelt (2—3 mal täglich); außerdem Spülungen mit $^1/_4$—$^1/_3$ proz. Albargin (200 ccm) oder Arg. nitric. ($^1/_{1000}$), die $^1/_4$—$^1/_2$ Stunde gehalten werden sollen; daneben Suppositorien mit 1—2% Protargol oder 10—20% Ichthyol, bei starken Reizerscheinungen mit Zusatz von Extr. Belladonnae oder Morphium. Sorge für weichen Stuhl. Heiße, protrahierte Sitzbäder sehr nützlich. Bei Geschwüren 10% Jodoform- oder Protargolsalbe. Evtl. Bougieren zur Verhütung von Mastdarmstrikturen.

Die **Vulvovaginitis infantum, kindlicher Scheidentripper,** wird mit Injektionen oder Spülungen behandelt. Die Einspritzungen mit der gewöhnlichen Injektionsspritze sind am bequemsten und werden auch von den Angehörigen erlernt; sie geschehen mit Albargin ($^1/_4$—1%), Protargol ($^1/_4$—2%), Arg. nitric. ($^1/_4$—1%); daneben Protargolstäbchen (1—3%). Außerdem evtl. Spülungen mit kurzem Nélatonkatheter und recht warmer Lösung von Protargol (1—10/1000), Albargin (1—5/1000), Arg. nitric. ($^1/_{1000}$); auch Auspinseln mit stärkeren Protargol- oder Albarginlösungen im Urethroskoptubus. Sehr lang fortgesetzte regelmäßige Behandlung wegen der großen Hartnäckigkeit dringend erforderlich. Bei Urethritis (selten!) evtl. feine Stäbchen oder vorsichtige Injektionen. Cervicitis ist kaum zu befürchten; Vorsicht bei Vaginalinjektionen und Bettruhe bei Reizerscheinungen dringend anzuraten. Vakzineinjektionen wirken unterstützend, heiße protrahierte Bäder oft vorzüglich und schnell.

Conjunctivitis gonorrhoica, Augentripper.

Starke Schwellung und Rötung der Conjunctiva und Lider mit erst seröser, dann eitriger Absonderung. Gefahr der Cornealulzeration und Erblindung. Meist einseitig und bei Erwachsenen selten, bei Neugeborenen oft doppelseitig.

Prophylaktisch Augenschutz sehr wichtig. (Hände und Nägel stets gut mit Seife waschen, Credésches Verfahren bei Neugeborenen!). Bei einseitiger Erkrankung Schutzverband des noch gesunden Auges (Uhrglas oder Glimmer mit Heftpflaster ringsum, Liegen auf kranker Seite!) Häufige (stündliche) Reinigung und Irrigation mit Kal. permang., Albargin (beide $^1/_{10000}$ bis $^1/_{4000}$); daneben eisgekühlte Kompressen. Später Pinselungen der Bindehaut mit Albargin oder Arg. nitric. (1—3%). Näheres s. bei Augenkrankheiten, S. 422.

Rheumatismus gonorrhoicus, Trippergicht.

Metastatische Gonokokkenerkrankung, vor allem Gelenke (Knie-, Fuß-, Hand-, Finger-, Ellbogen- und andere Gelenke), Sehnenscheiden (Achillodynie usw.), auch Muskeln (Myositis) und Nerven (Ischias) befallend. Die oft fieberhafte Arthritis ist intensiver als der gemeine Gelenkrheumatismus, auch weniger sprunghaft; langdauernde Ergüsse, phlegmoneähnliche und destruktive Entzündungen führen nicht selten zu Ankylose. Auch Phlebitis großer subkutaner Venen und metastatische Conjunctivitis und Iritis kommen selten vor.

Atophan (3 mal 1 g) wirkt oft günstig. Vorsichtige Vakzinetherapie stets zu empfehlen, in chronischen Fällen auch Jodkali usw. Auch tägliche intravenöse Injektionen von 5—10 ccm 1 proz. Kollargollösung oder 5 ccm Fulmargin (Ampulle) werden empfohlen. Örtliche Ruhestellung der erkrankten Gelenke, doch nicht zu lange Fixierung, um Ankylose vorzubeugen. Anfangs Verbände mit Liqu. Alum. und Alkohol (1 + 1 + 8 Wasser) oder Ichthyollanolinsalbe (30%). Baldmöglichst Hitzebehandlung mit Heißluftkästen nach Bier (Gaslampe oder Glühbirnen). Später gute Massage im Anschluß an Erhitzung, passive und aktive Bewegungen. Auch Biersche Stauung ist oft nützlich und schmerzlindernd, ebenso Badekuren (Schwefelthermen, Moor-, Fangobäder). — Die Lokalbehandlung des verursachenden Harnleidens ist mit Vorsicht, aber Ausdauer durchzuführen, um erneute Gelegenheit zu Metastasen zu beseitigen. Neuerdings auch heiße Bäder sehr empfohlen (s. S. 615).

Epididymitis, Nebenhodenentzündung. Über die gonorrhoische s. S. 620, die tuberkulöse S. 366. Selten ist die syphilitische Erkrankung (doppel- oder einseitig); WaR. und JK. schützen vor Verkennung, bezüglich Behandlung s. S. 648.

Gangraena acuta genitalium (Gangrène foudroyante), **brandige Entzündung der Geschlechtsteile.** Besonders bei Jugendlichen auftretende schnell fortschreitende erysipelartige Entzündung der Vorhaut, Penis- und Hodenhaut, Vulva usw., mit Fieber und ausgedehnter Nekrose einhergehend. Mehrfach Streptokokken gefunden (Erysipelas gangraenos. genital.).

Bäder, Umschläge mit Liqu. Alum. acet. oder besser Kampherwein, Jodoform. Bei Neigung zum Fortschreiten Behandlung wie bei Ulc. gangraenos. penis (Hospitalbrand); s. S. 653.

Herpes progenitalis, Reizbläschen der Geschlechtsteile s. S. 573.

Impotenz, Zeugeschwäche. a) Impotentia coeundi, Manneschwäche (fehlende oder schwache Erektion), kommt als funktionelle Störung bei Neurasthenikern, Masturbanten usw. vor, kann aber auch organisch bedingt sein durch Erkrankungen des Nervensystems (Tabes, Paralyse usw.) und schwere andere Leiden (Diabetes usw.). b) Impotentia generandi (Zeugungsschwäche) ist an Nekrospermie oder Azoospermie erkennbar (spärliche bewegungslose oder gar keine Spermien im frischen Ejakulat!); häufige Folge von Epididymitis, Spermatocystitis oder Prostatitis (s. auch dort).

Bei **funktioneller Impotentia coeundi** Aufklärung und Zuspruch, allgemeine Kräftigung; Ruhestellung der Genitalien, kühle Abreibungen, Bromdarreichung, Roborantien (Extr. nuc. vomic. spir. 1,0, Ferr. lactic., Extr. Chin. aquos. aa 4,0, Extr. Gentian. q. s. ut fiant pilul. Nr. 100 3 mal täglich 1—2 Pillen), später Yohimbintabletten (3 mal täglich 1 zu 0,005). Örtliche Behandlung gonorrhoischer Residuen nur mit großer Vorsicht und Zurückhaltung (Ätzung des Colliculus mit 1—2proz. Arg. nitr.). Bei Impotentia generandi (Nekrospermie) vorsichtige Beseitigung von entzündlichen Residuen in Prostata, Samenblase (Massage). Operative Behandlung kaum erfolgversprechend. Auch bei negativem Spermienbefund nicht alle Hoffnung nehmen, geringe Zeugungsmöglichkeit offen lassen.

Hypertrophia prostatae, Vorsteherdrüsenvergrößerung s. unter Chirurgie, S. 362.

Induratio penis plastica, Schwellkörperschwielen. Harte Stränge oder Platten in den Corpora cavernosa penis. Als Ursache kommen Gonorrhoe, Lues, Diabetes, Arteriosklerose und unbekannte Momente in Betracht. Untersuchung auf Residuen von Gonorrhoe (Striktur), Syphilis (WaR.), ferner Prüfung des Urins und Gefäßsystems erforderlich.

Innerlich Jodkali oder Sajodin, auch Fibrolysin zu versuchen; äußerlich Jodvasogen oder 10proz. Jodkalisalbe; Röntgen- (10 x 1 mm Filter) und Mesothoriumstrahlen werden gerühmt und helfen mitunter, ebenso lokale Diathermiebehandlung. Evtl. Behandlung des Grundleidens nicht versäumen.

Neuralgia testis, Hodenschmerz. Ziehende, nach dem Leib ausstrahlende Schmerzen, primär infolge übermäßiger Erregung (Bräutigamschmerz) und bei Neurasthenikern; sekundär bei Hoden- und Nebenhodenerkrankung (Lues, Gonorrhoe, Tbc., Tumoren usw.), Blasenstein, Prostatitis, Varikozele usw.

Ruhe, Suspensorium, kühle Umschläge, Verhütung geschlechtlicher Aufregung. Suppositorien mit Extr. Belladonnae und Codein (je 0,02—0,03), evtl. Pyramidon und Aspirin; ferner Brom. Allgemeine Behandlung der Neurasthenie und des Grundleidens.

Neurasthenia sexualis, sexuelle Nervenschwäche. Oft Folge chronischer Gonorrhoe (Prostatitis) oder sexueller Exzesse (Masturbation); wird aber auch nicht selten durch spezialistische Polypragmasie bei unbedeutenden Residuen von Gonorrhoe befördert. Äußert sich in Schmerzen und abnormen Sensationen an Genitalien und im Kreuz, Unruhe, Angst (vor Rückenmarksleiden usw.) und schlechtem Schlaf, Störung der Erektion, vorzeitige Ejakulation, Prostatorrhoe und Spermatorrhoe.

Behandlung nach den S. 221 gegebenen Vorschriften. Außerdem Kühlung mit der Arzbergerschen Mastdarmbirne und der Winternitzschen Kühlsonde, Belladonna-Codeinsuppositorien. Örtliche Behandlung chronischer Prostatitis mit großer Vorsicht. S. auch Prostatorrhoe S. 633.

Orchitis syphilitica, syphilitische Hodenentzündung. Harte Knoten im Hoden, selten auf den Nebenhoden übergreifend, WaR. positiv.

Behandlung s. tertiäre Syphilis, S. 648; durch Jodkali, Salvarsan und Hg-, am besten Kalomelinjektionen mehr oder weniger schneller Rückgang.

Papillomata, spitze Feigwarzen (Condylomata acuminata). Kleinere und größere hahnenkammartige, gestielte, papilläre Wucherungen an Eichel, Vorhaut, Vulva, Analgegend, auch in Vulva und Urethra, durch den Reiz des Sekrets bei Balanitis, Gonorrhoe, Syphilis usw. veranlaßt. Bei plattgedrückten Papillomen zeigt die in die Furchen eindringende Sonde den Unterschied gegen breite syphilitische Kondylome; ferner sind WaR. und Spir.-Befund entscheidend — Verwechslung der Sp. p. mit feineren Formen der Spir. refringens vermeiden! Bei alten Leuten an Karzinom denken!

Stets Sauberkeit (Bäder, Waschungen mit Kal. perm.) und Trockenhaltung (Puder). Bei kleineren Papillomen genügen Resorzinpuder (Resorcin alb. Talc. ven aa 10,0) oder 20proz. Resorzinpaste; auch Summitates Sabinae (mit Alum. ust. aa 10,0) führen ebenso zur Eintrocknung und Beseitigung. Sonst ist vorsichtige Ätzung mit Eisenchlorid, Formalin, Trichloressigsäure, Acid. carbol. liquef. erforderlich. Größere Papillome werden unter Schleichscher Anästhesie oder in Narkose bei guter Spannung der Haut am besten mit großem scharfem Löffel abgekratzt, darauf Ätzung und Blutstillung mit Eisenchlorid (Wattestab), Verband mit Borsalbe (evtl. mit Cykloform). Auch

Abtragung mit der Schere oder galvanokaustischen Schlinge. Intraurethrale, vaginale und rektale Papillome werden mit der Schlinge abgetragen (evtl. auch Schere); danach Eisenchloridätzung. Stets sorgfältige Nachbehandlung mit 10—20 proz. Resorzin- oder Tanninpuder (Rez. Nr. 6, S. 529) und Beseitigung der veranlassenden Balanitis, Urethritis, Vaginitis.

Phimosis, Vorhautverengung und **Paraphimosis, Vorhauteinschnürung.** Angeborene Phimose führt leicht zu Sekretstauung, Konkrementen und begünstigt Auftreten von Peniskarzinom. Entzündliche Phimose bei Balanitis, Gonorrhoe, Ulcus molle, Primäraffekt, deren Diagnose dadurch erschwert wird (Gk.-, Streptobazillen-, Spir. pall.- Nachweis durch sorgfältige Entnahme mit kleinem Speculum!). Schrumpfphimose mit Rhagaden häufig bei Diabetes (s. bei Balanitis S. 611). Paraphimose entsteht durch Zurückstreifen der engen oder entzündlich verdickten Vorhaut und Schwellung der abgeschnürten Eichel.

Angeborene Phimose ist durch Operation (Dorsalinzision, Einnähen eines dreieckigen (Roserschen) Läppchens am Ende des Längsschnitts oder Zirkumzision und sorgsame Naht zu beseitigen; Durchtrennen des oft zu kurzen Frenulum (s. auch Chirurgie, S. 365). Bei **entzündlicher Phimose** örtliche Bäder mit Kal. perm. oder Sublimat (1⁰/₀₀), Umschläge mit Liqu. Alum. acet., Ausspritzen des Vorhautsacks mit obigen Lösungen. Auch hier Dorsalinzision zur Erkennung und Ermöglichung lokaler Behandlung; bei Ulcus molle keine Zirkumzision und Naht (Autoinokulationsgefahr)! Bei **Paraphimose** gelingt Reposition oft erst im Bad und nach kühlen Umschlägen. Sonst kühle Umschläge und, falls keine Rückbildung, Inzision des einschnürenden Rings am Dorsum penis; evtl. anschließend gleich Phimosenoperation mit Naht bei nichtautoinokulationsfähigen Fällen.

Prophylaxe der Geschlechtskrankheiten (Schutzmittel). Jeder außereheliche Coitus ist gefährlich; Enthaltsamkeit vor der Ehe ist nicht schädlich; wo sie nicht eingehalten wird, sind Schutzmittel dringend anzuraten.

Ein gut haltbares Präservativ (Gummi oder Fischblase, letztere angefeuchtet, beide leicht gefettet zu gebrauchen) gewährt weitgehenden Schutz, wenn es dicht hält und richtig abgezogen wird; perigenitale Primäraffekte und Ulcera mollia verhütet es nicht. Statt der käuflichen fertigen Prophylaktika (Samariter, Amicus, Viro usw.) empfehle ich 5proz. Albarginlösung (Albarg. 0,25, Aqu. dest. ad 5,0) und 33% Kalomelsalbe (Calomel v. p. Lanolin. Vaselin. flav. aa 10,0), dazu Pastillen von Hydrarg. oxycyan. zu 0,5. Vor dem Coitus leichtes Einfetten der Genitalien und Umgebung mit obiger Schutzsalbe (kurz oder ½—1 Stunde vorher); nach dem Coitus Urinieren mit kräftigem Strahl, Waschen mit Hg. oxycyan.-Lösung

(1 Pastille auf eine Waschschüssel), Abtrocknen mit reinem Tuch (eigenem Taschentuch), dann Einführung eines mit Albarginlösung befeuchteten Wattepinsels (Streichholz mit Watte umwickelt) in das Orific. urethrae für $^1/_2$ Minute und eines zweiten für eine ganze Minute; Bepinseln auch der Eichel. Dann gründliches Einfetten mit der Schutzsalbe. Die Mittel (auch vorbereitete Wattepinsel) lassen sich leicht in Brief- oder Zigarrentasche oder dgl. mitführen; auch noch nach einigen Stunden ist ein Versuch mit diesen Schutzmitteln zu empfehlen; der Gebrauch eines Präservativs schließt sie nicht aus.

Prostatorrhoe und **Spermatorrhoe, Vorstehersaft-** und **Samenfluß.** Abgang von Schleim nach der Miktion oder beim Stuhlgang; mikroskopische Untersuchung entscheidet, ob es sich um Prostatasekret oder Samen handelt. Folge von Prostatitis, Masturbation, ferner bei Neurasthenikern.

Beruhigung der meist beängstigten Kranken. Kühle Abreibungen und Sitzbäder, Kühlung mit der Arzbergerschen Mastdarmbirne oder Kühlsonde. Tonisierende Behandlung, Galvanisation oder Faradisation der Prostata (s, Neurasthenie S. 221 und 631).

Strictura urethrae, Harnröhrenverengerung s. bei Gonorrhoe (S. 625) und Chirurgie (S. 364).

Syphilis, Lues venerea, Lustseuche.

Die Syphilis ist eine chronische Infektionskrankheit, deren Erreger die Spirochaeta pallida (Sp. p.), das Syphilis- oder Lustschräubchen, ist. Sie wird gewöhnlich beim Geschlechtsverkehr, seltener durch Küsse, sonstige direkte und indirekte Berührungen übertragen, wobei meist eine — oft sehr geringfügige — Verletzung die Eingangspforte bildet; außer dieser erworbenen Syphilis (S. acquisita) gibt es eine angeborene (S. congenita), die durch die Plazenta von der Mutter auf die Frucht übergeht. Bei der erworbenen Syphilis entsteht etwa 3 Wochen nach der Ansteckung ein kleiner sich schnell vergrößernder und hart werdender Knoten, der harte Schanker oder Primäraffekt (Ulcus durum, Initialsklerose), der meist eine erodierte, seltener ulzerierte, seröse Flüssigkeit absondernde rotbräunliche (schinkenfarbige) oder graubelegte Oberfläche zeigt; gewöhnlich ist er in der Einzahl, seltener in der Mehrzahl vorhanden; am häufigsten sitzt er an den Genitalien (Glans, Präputium, Scrotum, Vulva [Labien, hintere Commissur], Anus, Portio vaginalis); seltener extragenital (Lippen, Tonsillen, Zunge, Finger, Mamilla, Gesicht oder beliebige Stelle der Haut). Kurz nach seinem Auftreten werden die regionären Drüsen geschwollen, hart und meist einzeln fühlbar (multiple indolente Drüsenschwellung, Bubo indolens); am Penis ist auch oft der dorsale Lymphstrang verhärtet. Etwa 6 Wochen nach Beginn des Schankers, also 9 Wochen nach der Infektion, treten die ersten Allgemeinerscheinungen (Roseola, papulöses oder gemischtes Exanthem, Schleimhautplaques usw.) auf, nachdem schon vorher allgemeine Drüsenschwellung bemerkbar wurde; seltener zeigt sich ein varizelliformes oder pustulöses oder gar frühulzeröses (Rhypia syphilit.) Exanthem. Die nun folgende Sekundärperiode ist durch Auftreten symmetrischer Exanthemrezidive (großfleckige Roseola, papulöse oder gemischte Exantheme), hochinfektiöser nässender

Papeln an Genitalien, Anus und Schleimhäuten (Mund, Hals usw.) gekennzeichnet, aber auch in ihr sind die inneren Organe und das Nervensystem nicht selten bereits erkrankt. In der nach 2—3 Jahren einsetzenden Tertiärperiode sind mehr beschränkte zu Zerstörung neigende Exanthemformen (papulöse, gummöse, ulzeröse) in meist nicht symmetrischer Anordnung vorhanden; Erkrankungen im Munde, der Nase führen zu schweren Zerstörungen; Erkrankungen der inneren Organe (Leber, Nieren, Hoden, Gefäße usw.) und des Nervensystems sind häufiger. Endlich können sich die am meisten gefürchteten Folgen (Tabes, Paralyse) entwickeln.

Die angeborene Syphilis kann zu frühzeitiger Ausstoßung toter Früchte (Abort, Fehlgeburten) führen oder die Kinder kommen schwerkrank zur Welt und zeigen neben Coryza, Drüsen-, Leber- und Milzschwellung bullöse, papulöse oder makulöse Exantheme. Sie können aber auch scheinbar gesund geboren werden und erst nach Wochen stärkere oder geringere Zeichen aufweisen oder aber der Infektion entgehen und frei bleiben. Die tardive kongenitale Lues (L. cong. tarda) ist durch geringfügige Symptome in der Säuglingszeit und später erst deutliche Stigmata (Hutchinsonsche halbmondförmige Exkavation der oberen Incisivi, Keratitis prof., Schwerhörigkeit, Kniegelenksschwellung, säbelscheidenartige Biegung der Tibien über die vordere Kante, Sattelnase, Narben um den Mund usw.) gekennzeichnet. Auch juvenile Tabes und Paralyse können ihre Folgen sein.

Für die Diagnose der Syphilis ist neben den klinischen Erscheinungen auch der Nachweis der Sp. p. und der Wassermannschen Reaktion (WaR.) im Blutserum und Lumbalpunktat ausschlaggebend. Die Sp. p., ein feiner, fadenförmiger, durch regelmäßige korkzieherartig tiefe und steile Windungen charakterisierter Parasit von etwa 10—20 μ Länge, wird am besten im Dunkelfeld, durch Giemsafärbung oder Silberimprägnierung dargestellt. Für Dunkelfelduntersuchung sind der Leitzsche oder Zeißsche Kondensor und eine Liliputbogenlampe zu empfehlen, die auch spärliche Sp. p. leicht finden lassen. Neben den oben genannten Eigenschaften ist die Feinheit (Dünne) und Länge des Fadens im Verhältnis zur Tiefe, Steilheit und Enge der Windungen und die eigenartig steife seitliche Bewegung charakteristisch. Als Ersatz kann die einfachere Tuschedarstellung dienen, die aber die Auffindung und Unterscheidung von ähnlichen Schmarotzern weniger sicher gestattet: Eine Öse Perltusche wird mit einer Öse Sekret auf dem Objektträger gut gemischt und mit Deckglaskante glatt ausgestrichen. Ebenso einfach ist die Kollargoldarstellung: Der lufttrockene Ausstrich wird mit 5proz. Kollargollösung beschickt, die 5' darauf bleibt: dann abgießen, trocknen; Spir. erscheinen weiß auf dunklem Grund. Verblaßte Präparate können von neuem ebenso gefärbt werden. Sehr gut ist die Giemsafärbung in folgender Form: Fixierung dünner Objektträgerausstriche mit Osmiumdampf (Glaszylinder mit $^1/_2$—1 g Acid. osmic.-Krystallen; nichts einatmen!) etwa 1 Minute, Färbung 12—24 Stunden in verdünnter Giemsalösung (5—10 Tropfen 1proz. Solut. Kal. carbon. auf 40 ccm dest. Wasser und 60 Tropfen Giemsalösung), Abspülen in Wasser, Differenzieren in 25proz. wässeriger Tanninlösung etwa 1 Minute, Abspülen, Trocknen, Zedernöl. So gewinnt man ausgezeichnete Dauerpräparate. Übrigens leistet diese Methode auch ohne Osmiumfixierung Gutes, selbst bei Schnellfärbung, die durch mehrfaches Erwärmen (3—5 mal) der mit Farblösung (20—25 Tropfen Giemsalösung auf 10 ccm dest. Wasser) reichlich begossenen Objektträger erreicht wird. Eine andere Schnellfärbung ist die

Silberimprägnierung nach Fontana. Ein dünner, lufttrockener (nicht über Flamme fixierter) Objektträgerausstrich wird mit dest. Wasser bedeckt; Abgießen und wieder trocknen lassen. Dann Übergießen mit Hugescher Lösung (Acid. acet. 1 ccm, Formalin 20,0, Aqu. dest. 100,0) und während 1 Minute mehrfach erneuern. Dann Abspülen mit fließendem Wasser und Begießen mit Karboltanninlösung (Acid. carbol. 1 ccm, Tannin 5,0, Aqu. dest. 100,0) und 20—30″ leicht erwärmen, bis eben Dämpfe aufsteigen. Wieder 30″ fließendes Wasser. Nun ohne zu trocknen, bedecken mit Silberlösung (Arg. nitric. 0,25, Aqu. dest. 100,0, dazu Spur verd. Ammoniaklösung, bis die Lösung eben leicht trüb erscheint) und 20—30″ erwärmen. Abspülen, Trocknen mit Fließpapier, neutraler Xylolbalsam (nicht Zedernöl, worin die braunschwarzen Sp. p. zu schnell verblassen).

Besonders wichtig ist die richtige Entnahme des Untersuchungsmaterials: Primäraffekte, Papeln, Erosionen werden zunächst mit trokkenem Mulltupfer (oder phys. NaCl-Lösung) vorsichtig abgetupft, behutsam ausgedrückt (Preßsaft) oder es wird mit Öse oder Spatel etwas gerieben oder abgeschabt (Reiz- oder Schabeserum) oder mit Bierschem Sauger etwas abgesaugt (Saugserum). Dann kommt ein Tröpfchen des Serums (nicht Blut!) auf Objektträger, wird mit Deckglas bedeckt (dünne Schicht) und mit Wachs umrahmt zur Dunkelfeldprüfung. Ist der Befund negativ, so verbindet man 12 Stunden mit phys. NaCl-Lösung, zumal wenn mit Jodoform, Kalomel usw. vorbehandelt war, und untersucht wieder. Evtl. entfernt man kleines Randstückchen (Scherenschlag, scharfer Löffel) und gewinnt durch Ausquetschen Gewebssaft aus diesem. Auch Drüsenpunktion (dickere Kanüle) kann zur Entscheidung dienen. Wo Spirochäten vom Typus der Sp. p. allein vorhanden sind, ist die Diagnose sicher, wo auch andere Formen (Sp. refringens, buccalis, dentium) sich finden, ist große Vorsicht notwendig, da feine Balanitis- oder Zahnspirochäten sehr ähnlich sein können.

Am wichtigsten ist der Nachweis der Sp. p. bei Primäraffekten, ferner bei zweifelhaften Papeln und Erosionen, Plaques, Angina, feuchten (krustösen, bullösen) Exanthemen, auch bei kongenitaler Syphilis.

Die WaR. im Blutserum (serologische Reaktion) ist, falls sie richtig ausgeführt wird, ein außerordentlich wichtiges diagnostisches Hilfsmittel. Bis zur 6. Woche nach der Infektion pflegt sie negativ zu sein (Lues I seronegativa); dann wird sie positiv (Lues I seropositiva) und bei unbehandelter sekundärer Syphilis ist sie so gut wie stets (ca. 100%) positiv. Nicht ganz so regelmäßig ist dies bei unbehandelter tertiärer Syphilis der Fall. Durch kräftige Kuren (Hg und Salvarsan) wird sie bei frischer Syphilis gewöhnlich schnell, bei älterer langsam und bei veralteter seltener negativ, um aber nach Monaten oft wieder umzuschlagen. Bei Tabes ist sie nur in 60—70%, bei Paralyse so gut wie stets positiv. Wichtig ist beim Verdacht nervöser Lues die Prüfung des Lumbalpunktats (4—5 ccm) auf WaR. (Anwendung von 0,2—1,0 ccm), Globulin- und Zellvermehrung.

Behandlung. Da die Syphilis eine chronische oft noch nach Jahrzehnten zu schweren, nicht selten tödlichen Folgen führende Infektionskrankheit ist, darf die Behandlung keine symptomatische sein, sondern muß mit allen Mitteln auf völlige Vernichtung des Virus und endgültige Heilung hinzielen. Dies gilt in erster Linie für die frischen Erkrankungen, deren Austilgung auch zur Einschränkung weiterer Verbreitung dringendes Erfordernis ist. Die Behandlung muß daher eine abortive oder chronisch-intermittierende sein und der Heilerfolg durch klinische Überwachung, Prüfung der WaR. und evtl. des Lumbalpunktats lange Zeit kontrolliert werden.

Jeder Syphilitische muß eine gesunde Lebensweise führen, Alkohol und Tabakgenuß lassen oder doch sehr einschränken, sich kräftig nähren, Körperhaut und Mund gut pflegen, allzu große leibliche und geistige Anstrengung meiden. Angreifende Schwitz- und Diätkuren sind zu unterlassen; denn je kräftiger der Organismus ist, um so besser wird er die Krankheit überwinden und der Anstrengung der Kuren gewachsen sein. Auch nach und zwischen den Kuren ist ein gesunder, regelmäßiger Lebenswandel, besonders peinliche Mund-, Zahn- und Hautpflege anzuraten.

Von größter Bedeutung ist eine verständige psychische Beeinflussung der Kranken; schon bei der Mitteilung der Diagnose, die absolut gesichert sein muß, ist eine ernsthafte Aussprache, die sowohl die Bedeutung und Ansteckungsfähigkeit als auch die Heilbarkeit betonen soll, notwendig. Dabei sind Leichtsinnige zu warnen, Deprimierte zu beruhigen und aufzurichten. Später ist besonders die Furcht vor etwaiger hartnäckiger WaR. zu zerstreuen und durch richtige Belehrung ihr vorzubeugen.

Die **Heilmittel für Syphilis sind Quecksilber, Salvarsan und Jod** in verschiedenen Präparaten und Anwendungsformen. Während Jod nur symptomatisch wirkt und manche Krankheitsprodukte, besonders der Spätperiode, schnell beseitigt, beeinflussen Quecksilber und Salvarsan nicht nur fast alle Erscheinungen, sondern auch die Wa R. und den Erreger selbst. Die an der Bonner Klinik zuerst eingeführten kombinierten Hg - Salvarsankuren haben neben kräftigster Einwirkung auf Symptome und Wa R. auch den größten Dauererfolg und führen bei frischen Infektionen sehr häufig zur Frühheilung (Abortion) der Syphilis.

Quecksilber. Das Quecksilber kann kutan als Einreibung, subkutan als Einspritzung und innerlich angewandt werden. Andere Anwendungarten, wie die der Einatmung oder Bäder, sind nicht genügend wirksam befunden.

Zur kutanen Einverleibung dient die Schmierkur (Inunktionskur). Sie ist sehr wirksam, schmerzlos oder nicht sehr angreifend, aber schmutzig und unbequem. Zur Einreibung wird eine $33^1/_3$ proz. Quecksilbersalbe benutzt und als Ung. hydrarg. ciner. in Päckchen von 3—5 g oder Ung. hydr. cin. c. Resorbin. par. oder Ung. Köpp ($33^1/_3$%) in Glastuben zu 30 g mit Stricheinteilung verschrieben. Auch mit Vasenol, Vasogen (Ung. hydr. cin. c. Vasogen. par.) und Mitin bereitete Salbe ist empfehlenswert. Zu einer vollen Kur gehören 36—42 Einreibungen, die in 6—7 Folgen zu 6 Tagen (Turnus) gemacht werden; nur an jedem 7. Tage wird gebadet und die Salbe mit Seife und Wasser entfernt. Die beste Reihenfolge ist: 1. Tag l. Unterschenkel und Knie (bis Handbreit darüber), 3. Tag: l. Oberschenkel und Hüfte, 5. Tag: l. Arm, Schulter und linke Seite des Oberkörpers, 2. 4. und 6. Tag die gleichen Zonen rechterseits. Auf diese Weise bleibt der Oberkörper lange rein und der Kranke ist im Waschen nicht so behindert. Die Einreibung geschieht abends, damit viel eingeatmet wird, soll 15—20′ dauern und ohne starken Druck gründlich (in der Richtung nach dem Herzen kräftiger) ausgeführt werden. Um das Eindringen zu erleichtern, ist zweckmäßig noch etwas Fett (Byrolin, Eucerin, frisches Schweinefett) an die Hand zu nehmen und nachzureiben. Empfehlenswert ist es, sie durch einen geübten Heilgehilfen machen zu lassen, doch können gewissenhafte Kranke sie recht gut selbst ausführen. Während eines Turnus wird die wollene oder Flanellunterwäsche nicht gewechselt, auch evtl. nachts anbehalten, um die Bettwäsche nicht zu beschmutzen. Auch farblose Kalomelsalbe (Calomelebaga, Ung. Calomelan. Heyden [5—6 g]) wird empfohlen und soll genügend wirken; mitunter wird man sie anwenden können. Achselhöhlen und Geschlechtsteile werden nicht mit eingerieben, da sie sich leicht entzünden. Nach jeder Einreibung wird mit Talkum gepudert. Goldsachen sind abzulegen.

Kontraindiziert sind Schmierkuren bei großer Reizbarkeit der Haut, bei Ekzemen, starker Ichthyosis, großer Neigung zu Stomatitis.

Zur subkutanen Anwendung dienen Injektionen löslicher und unlöslicher Hg-Präparate; letztere sind die gebräuchlichsten.

Die löslichen Salze wirken schnell, aber weniger nachhaltig, da sie bald ausgeschieden werden. Bewährte Mittel sind vor allem Sublimat, Hydrarg. oxycyanat. oder succinimidat. Wir verwenden Sublimat bei Erwachsenen in Form der Kochsalzlösung (Hydrarg. bichlor. corros. 0,3, Natr. chlorat. 1,0, Aqu. dest. ad 30,0), von der Erwachsene alle 2 Tage 2 ccm, Neugeborene oder kleine Kinder wöchentlich $^2/_{10}$ ccm erhalten; zu einer vollen Kur gehören 18—20 Injektionen beim Erwachsenen, 5—8 beim Kinde. Hydrarg. oxycyanat. wird ebenfalls in 1 proz. Lösung (Hydrarg. oxycyan. Novocain. nitr. aa 0,3, Aqu. dest. ad 30,0) oder als Injectio Dr. Hirsch (mit 0,4% Acoin), bei Erwachsenen in gleicher Dosis wie Sublimat verwandt; es schmerzt weniger. Auch Hydrarg. succinimidat. (Hg. succ. Cocain. mur. oder Novocain. aa 0,3, Aqu. dest. ad 30,0) kann ebenso wie Sublimat verwandt werden. Die neuen Präparate Asurol und Embarin bieten keine besonderen Vorteile, machen aber mitunter Nebenerscheinungen.

Gebräuchlicher, wirksamer und bequemer sind die unlöslichen Injektionsmittel, unter denen Hg. salicyl., Kalomel und Ol. ciner. die besten sind.

Hydrarg. salicyl. wird in 10% Emulsion (Hg. salicyl. 3,0, Ol. amygd. dulc. pur. steril. ad 30,0 oder als Vasenol c. hydr. salicyl. 10% [Köpp]) sehr viel verwandt, indem man 2 mal wöchentlich 0,8 ccm oder jeden 4.—5. Tag 1 ccm einspritzt. Auch 40 proz. Hydrarg. salicyl. (10 Teilstriche der Zielerschen Spritze jeden 4.—5. Tag) ist sehr empfehlenswert. Es wirkt schnell, doch nicht so nachhaltig wie die Schmierkur und ist mäßig schmerzhaft. Zusatz von 5 proz. Cykloform lindert die Schmerzen nicht wesentlich. Kalomel kann in gleicher Weise zubereitet (Calomel v. p. 3,0, Ol. amygdal. dulc. pur. steril. ad 30,0 oder als 10 proz. Köppsches Vasenol) 2 mal wöchentlich 0,5 ccm gegeben werden. Oder es wird ebenso wie das Ol. cinereum in 40 proz. Emulsion wöchentlich einmal (10 Teilstriche der Zielerschen Spritze) angewendet (Ol. calomelan. Zieler); das 40 proz. graue Öl ist als Merzinol neuerdings viel im Gebrauch (wöchentl. 1 mal 7—10 Teilstr. der Zielerschen Spritze). Zu einer vollen Kur gehören 12—16 ganze Hg. salicyl.-, 10—14 halbe Kalomelspritzen, oder von den 40 proz. Präparaten (Ol. calomelan., Merzinol) 6—10 Spritzen (10 Teilstr. entsprechend 10 cg Hg bzw. Kalomel).

Von großer Bedeutung ist die richtige Ausführung der Injektionen, weil dadurch Schmerzen und schädliche Folgen vermieden werden. Man benutzt dafür Rekordspritzen zu 1 ccm und 5—6 cm lange gut geschliffene Kanülen, die in Alcoh. absol. oder für die unlöslichen Präparate in Paraffin. liquid. aufbewahrt werden; für die 40 proz. Emulsionen (Ol. ciner. und Ol. calomelan.) ist eine besondere Spritze, die Zielersche Rekordspritze (am besten mit Reinnickelkanülen) erforderlich; sie allein gestattet genügend genaue Abmessung (1 Teilstrich = 0,01 Hg bzw. Kalomel), auch sie wird nebst Kanülen in Paraffin liqu. aufbewahrt; zum Füllen dient ein kurzes Ansatzstück. Die unlöslichen Präparate sind stets gut zu schütteln; runde, eckenlose Gläser (z. B. die Köppschen) erleichtern die gleichmäßige Mischung. Merzinol und Ol. calomelan. müssen in warmem Wasser (nicht über 50°) erwärmt und dann gut geschüttelt werden. Die Injektionen werden in die beiden oberen Quadranten der Glutäen, evtl. auch in den äußeren unteren gemacht. Die oberen äußeren Partien (3—5 Finger unter der Crista ilei und etwas tiefer) sind die besten, weil sie weniger Gefäße enthalten und relativ schmerzfrei bleiben. Wir empfehlen die intramuskuläre Injektion (4—5 cm tief). Nach Abwischen der Hautstelle mit Alkoholbausch wird die Kanüle tief eingestochen, dann etwas aspiriert und die Spritze ½ Minute entfernt, um zu verhüten, daß eine Vene getroffen ist, und nun langsam eingespritzt. Fließt bei der sog. Lesserschen Probe Blut, so muß eine andere Stelle gewählt werden, da sonst eine Lungenembolie eintreten würde (Hustenreiz, Fieber, Infiltration der Lunge, die allerdings bald vorübergeht). Auch bei löslichen Hg-Präparaten empfiehlt sich diese Probe, obwohl sie dabei nicht so bedeutungsvoll ist. Die Injektionsstelle wird mit Collod. elast. oder Zinkguttaplast bedeckt. Treten schmerzhafte Knoten (Infiltrate) auf, lindern Umschläge und Sitzbäder die Schmerzen; bei 40 proz. Präparaten ist beim Auftreten solcher Infiltrate eine andere Art der Kur anzuraten, da sonst unregelmäßige Resorption zu Vergiftungen (auch schweren und lebensgefährlichen) Anlaß geben kann.

Die inneren Quecksilbermittel sind nicht empfehlenswert, da sie weniger kräftig wirken als die Inunktionskur oder die Injektionen. Nur wenn diese Kuren nicht vertragen werden (Hg-Exantheme, zu große Schmerzen) oder aus äußeren Gründen (Geheimhaltung) unmöglich sind, soll man sie anwenden. Am bewährtesten sind Hydrarg. oxydulat. tannic.-Pillen

(Hg. oxydul. tann. 3,0, Extr. op. 0,3—0,6, Extr. et Succ. Liquir. q. s. ut fiant pilul. Nr. 60. DS.: 3 mal tägl. 1—2 Pillen), wovon täglich 6 Pillen zu geben sind (6—8 Wochen lang). Auch Mergal (cholsaures Hg) 3 mal 2 Kapseln ist empfehlenswert, während wir Merlusan und Merjodin (Sozojodol-Hg-Tabletten) 3 mal 1—2 Tabletten weniger verwenden. Alle diese Mittel sind nach den Mahlzeiten zu nehmen. Größere Bedeutung hat die innere Darreichung bei der kongenitalen Syphilis, bei der Kalomel oder Protojoduret. hydrarg. bzw. Hydrarg. jodat. flav. (Calomel oder Hydrarg. jodat. flav. 0,01, Sach. lact. 0,3. Da tal. dos. Nr. XXX. 2 mal tägl. $^1/_2$ Pulver im 1., 3—4 mal tägl. $^1/_2$ Pulver im 2.—3. Lebensjahr) sehr beliebt sind und zweifellos gut wirken.

Die verschiedenen Quecksilberkuren sind nicht gleichwertig. In richtiger Weise ausgeführt ist die Schmierkur (36—48 Einreibungen) eine ausgezeichnete und fast stets ausreichende Behandlungsmethode, besonders neben Salvarsan. Da sie schmerzlos ist, wird man ihre Unbequemlichkeit und Unsauberkeit gern in Kauf nehmen; Hautreizung kann gewöhnlich durch Puderung verhütet und beseitigt werden. Außer ihr sind Hydrarg. salicyl., graues Öl und zuweilen auch Kalomel am beliebtesten. Hydrarg. salicyl. wirkt sehr schnell und gut, aber nicht so nachhaltig wie die Schmierkur. Neben Salvarsan genügt es meist vollkommen zu einer wirksamen Behandlung (12—16 Inj.). Da es schmerzhaft und weniger nachhaltig ist, kombinieren wir es gern mit der Schmierkur, und zwar entweder so, daß wir zur schnellen Beeinflussung erst 1—2 Hg. salicyl.-Injektionen machen und dann die Schmierkur anschließen oder wöchentlich erst eine Injektion ($^8/_{10}$—1 ccm) und vom 4.—6. Tag Einreibungen (also drei zu 4—5 g) zufügen. Sehr bequem sind die Injektionen von grauem Öl; es wirkt aber langsam und ist wegen der nicht berechenbaren Resorption mitunter gefährlich, so daß nur 7—10 Teilstriche (0,07—0,1 Hg) wöchentlich gegeben werden dürfen. Es kann am gleichen Tage mit Salvarsan wöchentlich einmal verabfolgt werden, macht wenig Schmerz und eignet sich daher für ambulante Behandlung von Kranken, die selten kommen können und unbemerkt behandelt sein wollen; ebenso ist es beliebt zum Abschluß der Kur, wenn den Patienten die Einreibungen und Hg. salicyl.-Injektionen lästig werden (letzte Wochen). Wegen ihrer kräftigen Wirkung auf manche schwere Erscheinungen (maligne Lues, Glossitis sclerosa, gummöse Orchitis, Iritis usw.) waren früher Kalomelinjektionen unentbehrlich; dies Mittel wirkt zweifellos am kräftigsten und nachhaltigsten, schmerzt aber und macht zuweilen schwere Intoxikation (Enteritis, Stomatitis usw.). Durch das Salvarsan ist es nun oft entbehrlich geworden und auch für Abortivkuren nicht notwendig. Lösliche Injektionen und innere Mittel wird man nur selten anzuwenden brauchen.

So kommen wir zu dem Ergebnis, daß Schmierkur und Hg. salicyl.-Injektionen (jede für sich oder eine Kombination beider) den Vorzug verdienen, daß graues Öl in gewissen Fällen sehr brauchbar und bequem ist (zum Abschluß der Kur), daß Kalomeleinspritzungen, die löslichen Injektionen und interne Darreichung meist entbehrlich sind; nur bei kongenitaler Syphilis sind die beiden letzteren Anwendungsformen (Pulver, Sublimatspritzen) gut geeignet.

Die **Nebenwirkungen des Hg** bedürfen genauester Kenntnis und Beachtung. Sie betreffen Mundschleimhaut (Stomatitis), die Haut (Dermatitis), Darm (Enteritis) und Nieren (Albuminurie). Zu ihrer **Verhütung** ist gute Mundpflege (3 mal Zähneputzen mit weicher Zahnbürste und Pebeko-, Albin- oder Hydrozonpaste, stündliches Gurgeln mit H_2O_2, Pergenolmundpastillen), Pudern der Haut bei geringster Reizung, Vermeidung scharf gewürzter, schwerer und darmreizender Kost und Überwachung des Urins (wöchentlich wenigstens einmal auf Albumen prüfen) notwendig. Bei allen erheblichen Störungen ist die Hg-Kur zu unterbrechen, bis die Schädigung ganz oder ziemlich beseitigt ist.

Die Stomatitis äußert sich in Speichelfluß, Schwellung des Zahnfleisches und der Mundschleimhaut, grauen Belägen, Erosionen und Ulzerationen mit starkem Fötor; bei Vernachlässigung auch tiefere Nekrosen und nekrotische Angina. Die Zähne werden am besten vor der Kur in Ordnung gebracht. Künstliche Gebisse gut reinigen. Oft ($^1/_2$—1 stündl.) Gurgeln mit Sol. hydrarg. peroxyd. (2 Teelöffel und einige Tropfen Spir. menth. pip. auf 1 Glas Wasser), Kal. chloric. (1 Teelöffel auf 1 Glas Wasser), Pergenolmundwassertabletten (2 auf 1 Glas Wasser), Liqu. Alum. acet. Spir. Colon. aa 100,0 (1 Eßlöffel auf 1 Glas Wasser). Daneben Pinseln des Zahnfleisches mit Tct. myrrh., Tct. Ratanh. aa 15,0 oder Solut. acid. chromic 1,5—2,5/50,0 (Gift, nichts verschlucken!) 1—2 mal täglich. Ulzerationen werden mit 5—10% Arg. nitr.-Lösung betupft und mit Jodoform- oder Isoformbrei (angerührt mit 3% Borwasser) bestrichen (nichts verschlucken!). Gegen Schmerzen sind Anästhesinbonbons oder Philoralpastillen, evtl. Novokainpinselung nützlich.

Wegen Dermatitis s. S. 551. Außer Talkumpuderung sind Zinköl, evtl. mit 5—10% Tumenolammon. am meisten empfehlenswert, Bäder wirken reizend. Bei hartnäckigen Dermatitiden (stark schuppend und zum Teil nässend — Hg + Salvarsan! —) Röntgenbestrahlung (3 mal 3 x) nützlich.

Bei Darmstörungen (Dickdarmschmerz [Kolik], Diarrhöe, blutiger oder schleimiger Enteritis), blande Diät, Schleimsuppen, Pfefferminztee, Opium in kleinen Dosen und Tannalbin, Tannismut (3 mal 1 Messerspitze oder 1 Tablette, evtl. mehr); ev. auch warmer Einlauf von 100—200 ccm $^1/_2$ proz.

warmer Tanninlösung in den Mastdarm. Koliken nach Injektionen können durch einige Tropfen Tct. opii manchmal verhütet werden.

Bei Albuminurie und Zylindrurie Diät (Milch), Ruhe. Stets vor der Kur den Urin genau prüfen, um syphilitische Nephritis (viel Eiweiß — manchmal mehrere Prozent! —) zu erkennen. Bei chronischer Albuminurie oder Nephritis aus anderer Ursache wird vorsichtige Schmierkur ($2^1/_2$—3 g) oft gut vertragen; unlösliche Salze sind wegen Intoxikationsgefahr zu widerraten. Manchmal empfiehlt sich zunächst reine Salvarsanbehandlung.

Salvarsan, Salvarsannatrium und Neosalvarsan.

Das von Ehrlich entdeckte **Salvarsan (Dioxydiamidoarsenobenzol)** übertrifft das altbewährte Quecksilber nicht nur an Schnelligkeit und Zuverlässigkeit der Wirkung, sondern ermöglicht durch seine größere spirochätozide Fähigkeit eine abortive oder Frühheilung frischer Syphilis und setzt durch schnelle Beeinflussung der infektiösen Erscheinungen die Ansteckungsfähigkeit und Übertragbarkeit auf die Nachkommenschaft weit sicherer herab. Es ist daher ein ausgezeichnetes Heilmittel, das stets angewandt zu werden verdient. Die anfangs schwierige Technik, die zugleich die Quelle mancher Nebenerscheinungen war, hat sich glücklicherweise mit der Zeit sehr vereinfacht; denn an Stelle der großen Infusionen, welche für das Altsalvarsan, das zudem des Zusatzes von NaOH bedurfte, notwendig sind, sind nun Salvarsannatrium und Neosalvarsan getreten, die in 10 ccm Wasser gelöst einfach in die Vene gespritzt werden können. Zwar kann kein Zweifel darüber bestehen, daß Altsalvarsan die kräftigste und dauerhafteste Wirkung hat, aber auch die anderen Mittel sind bei geeigneter Wiederholung der Injektion so ausgezeichnet, daß man gewöhnlich mit ihnen auskommt. Wir bevorzugen das Salvarsannatrium, das nach unserer Erfahrung etwas stärker zu sein scheint als das Neosalvarsan. Die intravenöse Einspritzung ist die Regel, nur ausnahmsweise kann Neosalvarsan auch intraglutäal verwandt werden. Die gebräuchlichen Dosen für Erwachsene sind 0,45—0,6 Salv.-Natrium bzw. Neosalvarsan; sie entsprechen 0,3—0,4 Altsalvarsan; auch kleinere Dosen zu 0,15—0,3 (entsprechend 0,1 und 0,2 Altsalvarsan) sind in Glasröhrchen zu haben, endlich kleinste zu 0,045 (entsprechend 0,03 Altsalvarsan). Salvarsanröhrchen dürfen nicht gebraucht werden, wenn sie irgendwie lädiert sind und Pulver oder Lösung bräunlich oder dunkel erscheinen, weil dann infolge Zersetzung schwere Vergiftung eintreten kann (s. darüber die jedem Präparat beigegebene Anweisung, die auch sonst genau zu beachten ist).

Für die intravenöse Einspritzung von Salvarsannatrium oder Neosalvarsan, die leicht in der Sprechstunde ausgeführt werden kann, ist ein einfaches Instrumentarium ausreichend. Alle Utensilien sind sorgfältigst zu sterilisieren und die Regeln der Asepsis peinlichst zu beachten. Zwei Doppelschalen (4—5 cm Durchmesser, 3—4 cm hoch) und ein Meßzylinder zu 10 ccm mit Deckel werden 10′ ausgekocht, ebenso ein Glaskolben mit frisch destilliertem Wasser (evtl. auch Leitungswasser). Die Lösung des Präparats darf erst nach Abkühlung auf Zimmertemperatur erfolgen, da sonst Zersetzung in toxische Stoffe eintreten kann; sie geschieht in folgender Weise. Die Ampulle wird mit alkoholgetränktem Mull abgerieben und mit der in Alkohol getauchten und abgebrannten Feile am Hals geritzt; falls auf Beklopfen des Endstücks mit der Feile nicht glatt Ablösung eintritt, wird der beigegebene Glasstab rotglühend gemacht und schnell an die Ritze gehalten, wodurch splitterloses Öffnen leicht gelingt. Nun wird das Pulver bei gelüftetem Deckel in die Glasschale mit 10 ccm Wasser langsam entleert und löst sich spielend; diese frische Lösung wird sofort mit der Rekordspritze aufgesaugt (stumpfer Füllansatz) und nach Entfernung von Luft dann die scharfe Kanüle aufgesetzt. Wir verwenden eine gewöhnliche Rekordspritze zu 10 ccm (ohne abgebogenen Ansatz) und 5—6 cm lange dünne scharf, doch kurz abgeschliffene Nadeln, die wir nicht durch Kochen (zu viel Bruch!), sondern Einlegen in absol. Alkohol (10—20 Minuten vorher, Spritzen auch dauernd in Glaszylinder mit eingeschliffenem Deckel, dessen Boden 3 cm hoch mit Alcohol abs. bedeckt ist, stehend) sterilisieren; dabei ist aber gründliches 3—4 maliges Durchspritzen (hierfür zweite Schale) mit sterilem Wasser zur Entfernung jeder Spur von Alkohol (sonst Niederschläge!) erforderlich. (Siehe Nachtrag auf Seite 656.)

Die Einspritzung wird dann beim liegenden Kranken in die Kubitalvene des auf ein Kissen gelagerten Arms gemacht. Nachdem die Ader durch Umschnürung mit Gummiband oder Schlauch (Abklemmen mit Péan) und mehrmaliges Anspannen der Faust hervorgetreten und die Einstichstelle mit Alkoholtupfer gereinigt ist, wird die der Spitze aufgesetzte Nadel eingestochen und vorsichtig in die Vene geführt. Aspiration von etwas Blut zeigt die richtige Lage an. Nun wird nach Lösung der Stauung bei völlig ruhiger Haltung der Spritze ganz langsam injiziert. Tritt Schmerz oder eine Quaddel auf, ist die Einspritzung sofort zu unterbrechen, um eine sehr schmerzhafte, langwierige paravenöse Infiltratbildung, die zu Erweichung und Nekrose führen kann, zu verhüten; sie wird dann an einer anderen Stelle gemacht. Ist man über die Lage der Nadel im ungewissen, so aspiriert man nochmals und sieht am Blutaustritt, ob sie noch richtig liegt. Nach der Injektion entnehmen wir mit einer zweiten Spritze 5 ccm Blut für die WaR und verschließen die Einstichstelle mit Kollodium oder Zinkpflaster. Während des Einspritzens wird auf das Aussehen (Röte, Zyanose usw.), Puls und Atmung sowie subjektive Beschwerden geachtet; treten Störungen auf, ist die Injektion zu verlangsamen oder zu unterbrechen. Bei Schwächezuständen, die im Liegen kaum vorkommen, Kampferinjektion, die bereit stehen sollte. Nach der Injektion ist ruhiges Verhalten zu empfehlen, doch bei den meisten Bettruhe nicht erforderlich. Essen kurz vor oder nach der

Einspritzung sowie Alkoholgenuß und körperliche Anstrengungen sind zu verbieten.

Die intravenöse Infusion des Altsalvarsans ist weit umständlicher und für den praktischen Arzt entbehrlich, möge aber doch kurz geschildert werden. Das Instrumentarium besteht aus der Weintraudschen 200 ccm fassenden Bürette, an der sich ein durch zwei Glaszwischenstücke — nahe den Enden — unterbrochener, etwa $1^1/_2$ m langer Gummischlauch befindet. In das untere Ende desselben kommt ein auf die Injektionskanülen passendes konisches metallisches Ansatzstück. Als Injektionsnadeln benutzen wir 4—5 cm lange, dünne, scharf geschliffene, aber kurz abgeschrägte Kanülen. Letztere und der Ansatz liegen in Alkohol und werden kurz vor dem Gebrauch in 0,5 proz. Kochsalzlösung gelegt. Bürette und Schlauch sind im Überdruckdampfsterilisator entkeimt und werden vor dem Gebrauch mit 0,5 proz., aus frisch destilliertem Wasser und reinstem NaCl (Merck) hergestellter steriler Kochsalzlösung ausgespült. Zur Lösung des Salvarsans bedarf man einer sog. Kugelmühle (Glaszylinder mit Glasperlen und eingeschliffenem Stopfen) und eines Erlenmeyerkolbens, der 250 ccm faßt und bei 120 und 160 eine Marke (Ätzstrich) trägt; diese Gefäße sind im Trockensterilisator keimfrei zu machen. Das Salvarsan wird, wie oben geschildert, der Ampulle entnommen und in die mit frisch destilliertem sterilem Wasser dreiviertel gefüllte Kugelmühle getan. Ist es durch Schütteln vollständig gelöst, so gießt man die gelbe Lösung in den Erlenmeyerkolben. Nun fügt man vorsichtig aus einer Tropfflasche 15 proz. Natronlauge zu, bis gerade die zunächst sich trübende Flüssigkeit eben wieder ganz klar ist (für 0,4 Altsalvarsan etwa 7—8 Tropfen). Jetzt gießt man zu der klaren Flüssigkeit soviel 0,5 proz. Kochsalzlösung, daß 40 ccm auf 0,1 Salvarsan kommen, füllt also bei 0,4 Salvarsan auf 160 ccm auf. Alsdann Einfüllen der Flüssigkeit in die Bürette, Ablaufenlassen eines Teils der Flüssigkeit in denselben Erlenmeyerkolben, damit alle Luft aus dem Schlauch entfernt wird, Wiedereingießen dieser Salvarsanlösung in die Bürette. Der Schlauch wird dicht hinter dem Ansatz für die Kanüle mit einer Klemme abgeklemmt und die Bürette an einem 2 m hohen Stativ befestigt. Nun wird unter den oben beschriebenen Kautelen die Nadel in die gestaute Vene eingeführt; fließt Blut, so liegt sie richtig und die Infusion erfolgt nach Öffnen des Klemmhahns. Ist die Flüssigkeit bis zum Grund der Bürette abgelaufen, so wird 0,5 proz. NaCl-Lösung nachgegossen, damit auch der Rest einläuft (weiße Flüssigkeit am unteren Glasfenster). Alle obigen Regeln sind dabei genauestens zu beachten und auf Störungen ist noch schärfer aufzumerken. Die Temperatur der Lösung soll gut zimmerwarm sein. Auch diese Infusionen geben wir z.T.ambulant; aber hierbei ist Ruhe, Vermeiden von Anstrengungen, Alkohol und Essen kurz vor und nach der Infusion noch dringender zu empfehlen.

Zur subkutanen Injektion ist, falls die intravenöse Zuführung nicht möglich, zu schwierig oder gefährlich ist (Lues congen. kleiner Kinder), nur Neosalvarsan (in $^1/_2$—1 ccm dest. Wassers gelöst) zu verwenden. Wir spritzen es in die oberen Partien der Nates ein (intramuskulär oder epifaszial); besonders Kinder vertragen es so recht gut; die Anwendung geschieht ebenfalls einmal wöchentlich. Bei Erwachsenen kann man die Schmerzhaftigkeit durch vorausgehende Einspritzung von 2 ccm einer 1 proz. Novokainlösung (durch die gleiche Kanüle) zu lindern suchen. Andere Präparate, wie Joha (40% Salvarsan-Jodipin-Lanolinmischung) verwenden wir nicht.

Auch die endolumbale Injektion von Neosalvarsan wird bei zerebrospinaler Lues, Tabes und Paralyse empfohlen und ist auch von uns, z. T. mit Erfolg, angewandt worden; sie ist aber noch nicht genügend erprobt, um empfohlen werden zu können. Die Lösung wird bereitet, indem 0,045 Neosalvarsan (kleinste Abmessung) in 9 ccm steriler 0,4 proz. NaCl-Lösung getan werden; 0,1 ccm entspricht dann 0,5 mg, 0,2 ccm 1 mg. Diese Dosis ist die bei Tabes übliche ($^1/_2$—1 mg), während bei Lues cerebrospinalis und Paralyse 1,5—2 mg (also 0,3—0,4 ccm) ohne Reizerscheinungen vertragen werden; die Injektion kann alle 2—3 Wochen wiederholt werden. Nach Einführung der mit Drehhahn versehenen Lumbalkanüle in Seitenlage muß blutfreier Liquor fließen, sonst nicht einspritzen! Ein in die Kanüle passender Konus nebst 60 cm langem dünnem Schlauch und 30 ccm fassendem Glasrohr (im Dampftopf sterilisiert) wird angesetzt, gesenkt, bis 5—10 und mehr ccm Liquor eingeflossen sind, dann das Neosalvarsan mit Meßpipette zugegeben, gemischt und nun das Glasrohr erhoben, bis alles eingelaufen ist. Bei dieser Prozedur können 3—5 ccm Liquor zur Untersuchung entnommen werden. Reizerscheinungen (Blasenlähmung usw.) treten am leichtesten bei Tabes auf.

Nebenerscheinungen des Salvarsans sind besonders in den ersten Jahren häufig hervorgetreten und haben zu bedrohlichen Intoxikationen und nicht ganz selten auch zum Tode geführt; sie sind seit Verbesserung der Technik selten geworden und kommen zumal beim Salvarsannatrium und Neosalvarsan nur ausnahmsweise vor.

Fieber (39—40° und mehr) entsteht bei frischer Syphilis (primärer und frühsekundärer) durch reichlichen Spirochätenzerfall bei der ersten Einspritzung, geht aber meist schnell vorüber und kann durch 1—2 vorher verabfolgte Hg. salicyl.-Spritzen (oder 4—6 Einreibungen) vermieden werden.

Ähnliches gilt für die sog. Herxheimersche Reaktion, Rötung und Schwellung von frischen, seltener älteren Exanthemen und gelegentlich auch inneren Krankheitsherden; auch sie wird durch kurze Hg-Vorbehandlung sehr herabgesetzt oder aufgehoben.

Kopfschmerz, leichte Übelkeit, Durchfall, Unruhe, Zahnweh kommen nur selten vor, ebenso Störungen der Herztätigkeit.

Etwas Pyramidon, Umschläge auf den Kopf, Ruhe, blande Diät genügen zur Behandlung.

Bei empfindlichen Menschen entsteht während oder kurz nach der Injektion der angioneurotische Symptomenkomplex (Kopfröte, Zyanose, Ödem im Gesicht, evtl. Übelkeit, Erbrechen, erschwerte Atmung), dessen Erscheinungen meist bald vorübergehen. Schlimmer ist der Eintritt von Hirndrucksymptomen erst 2—3 Tage nach der Injektion (Erbrechen, Bewußtseinsstörung, epileptiforme Krämpfe, Fieber); diese mit Hirnödem und Blutung einhergehende Encephalitis ist nicht selten tödlich. Kopfschmerz, Schlafstörung, Empfindlichkeit gegen Geräusche, Schwindel sind als Vorboten beachtenswert. Zur Behandlung dienen Injektion von 0,5 bis 1,0 ccm Sol. suprarenin. (1 : 1000), das auch prophylaktisch wirken soll, Aderlaß, Lumbalpunktion, Eisblase, Kampfer, Koffein.

In der ersten Salvarsanära traten Neurorezidive, Lähmungen bes. der Hirnnerven (Acusticus, Fazialis, Opticus, Oculomot. usw.) im Anschluß an Injektionen, öfters auf; sie beruhen auf syphilitischer Meningitis oder Neuritis und treten bei zweckmäßiger Kombination von Hg und Salvarsan und genügend starker Behandlung nicht auf, während zu schwache und unvollkommene Salvarsandarreichung sie begünstigt; auch bei Spätlues scheinen so tardive Neurorezidive (z. B. tabische Initialsymptome einige Monate nach einer Kur) geweckt werden zu können. Durch gründliche und starke spezifische Behandlung werden sie meist wieder völlig oder weitgehend gebessert.

Über Salvarsanexantheme ist bereits S. 552 gesprochen worden; die schwereren unter dem Bilde universeller, manchmal nässender Erythrodermie auftretenden kommen öfters erst 8—10 Tage nach der Einspritzung und sind oft von Angina begleitet und recht hartnäckig; ob bei kombinierter Kur Hg oder Salvarsan für ihre Entstehung mehr verantwortlich ist, ist noch strittig. Ikterus während oder nach der Kur ist zuweilen beobachtet.

Nierenschädigungen durch Salvarsan kommen kaum vor; ja selbst kranke Nieren vertragen dies Mittel meist gut. Beeinträchtigungen des Augenlichts, die andere As-Präparate bewirken, sind extrem selten.

Alle, besonders aber die **schweren Schädigungen** entstehen am häufigsten bei der Anwendung des Altsalvarsans, viel seltener infolge von Salvarsannatrium und Neosalvarsan; letzteres macht auch die leichteren Störungen (Kopfröte usw.) noch seltener als Salvarsannatrium. Dieser geringeren Toxizität geht aber auch die oben besprochene etwas schwächere Wirksamkeit parallel.

Nach dem Gesagten bestehen absolute **Kontraindikationen** gegen das Salvarsannatrium oder Neosalvarsan kaum; auch bei Arteriosklerose, Alkoholismus, Herz-, Leber-, Nieren-, Augen- und Nervenleiden werden sie bei vorsichtiger Anwendung und Dosierung fast stets gut vertragen, zumal wenn bei Empfindlichen und schwerer Erkrankten die Einspritzung recht langsam gemacht und bei etwaiger Störung sofort unterbrochen wird. Zu schnelle Injektion ist nicht selten schuld an Nebenwirkungen, die vermeidbar sind. Empfindliche gewöhnen sich bei langsamer Steigerung der Dosis oft auch ganz gut an das Mittel; so sehen wir Urticaria, Erytheme, Kopfröte und schmerzhaften Druck bei nachfolgenden Injektionen allmählich geringer werden und ausbleiben.

Jodpräparate. Jod hat, wie bereits erwähnt, nur eine symptomatische Wirkung, die besonders gut bei tertiärer Syphilis, aber auch bei manchen sekundären Erscheinungen, wie Cephalaea, Periostitis, arthralgischen und neuralgischen Beschwerden, frühulzerösen und Gefäßerkrankungen hervortritt.

Die **gebräuchlichsten Mittel** sind das Jodkali, Jodnatrium Sajodin, Jodglidine.

Jodkali und Jodnatrium werden als Sol. Kal. (Natr.) jodat. 20/200,0 verschrieben und davon 3 mal täglich 1—2 Teelöffel (5—10 ccm = $^1/_2$—1 g) verordnet; bei hartnäckigen Erscheinungen steigt man auf die doppelte Menge (6 g pro die) und evtl. mehr, besonders wenn Hg oder Salvarsan nicht angewandt werden können. Jodkali wirkt stärker als Jodnatrium. Sehr empfehlenswert ist die Darreichung in Gelo duratkapseln, die sich erst im Darm lösen und auch von Empfindlichen gut vertragen werden, besonders wenn etwas Antipyrin zugesetzt wird (Kal. [Natr.] jodat 0,5, Antipyrin 0,15, da tal. dos. XXX in caps. gelodurat. 3 mal tägl. 1—2 Kapseln). Jodsalze sind stets nach den Mahlzeiten in Milch oder Hafer- oder Reisschleim zu nehmen. Sehr gut vertragen wird auch das kräftig wirkende Sajodin (monojodbehensaures Kalzium), das in Glasröhren mit 20 Tabletten zu 0,5 käuflich ist; davon 3 mal täglich 1—2—4 Tabletten nach dem Essen (Tabletten etwas zerkleinern). Milder ist Jodglidine (jodiertes Pflanzeneiweiß [20 Tabletten zu 0,05 Jod] in einem Glas); 6—12 Tabletten täglich können genommen werden. Einspritzungen von Jodipin (25%) ins subkutane Gewebe der Glutäen zu 5—10 ccm sind meist entbehrlich; sie wirken langsam und milde.

Die Nebenwirkungen sind beim Jodkali entsprechend seiner größeren Heilkraft am stärksten, beim Jodnatrium, Sajodin und den anderen Präparaten geringer; sie bestehen in Schnupfen, Kopfschmerz, Conjunctivitis, Lid- und evtl. Gesichtsschwellung, Magendarmstörungen und Exanthemen (s. S. 551), seltener Drüsenschwellung, Abmagerung und Schwäche. Antipyrin und Pyramidon, die der Lösung zugesetzt werden können, lindern sie, ebenso auch Einnahme nach den Mahlzeiten und Einhüllung in Milch, Haferschleim usw. Neben Joddarreichung ist Kalomelpuder (oder Hg-Salbe) am Auge (auch Genitalien) zu vermeiden; Kalomelinjektionen werden daneben meist gut vertragen.

Kombinierte Kuren (Jodquecksilber-, Hg-Salvarsankur). Die Kombination von Jod und Quecksilber wird als besonders wirksam angesehen und zumal bei Spätsyphilis viel verwandt; sie besteht darin, daß neben einer kräftigen Schmier- oder Injektionskur wochenlang Jod (JK, JNa oder Sajodin) gegeben wird. Vor Entdeckung des Salvarsans wurde die Syphilis in den ersten drei Jahren mit sechs solchen Kuren chronisch intermittierend behandelt (im ersten Jahr drei, im zweiten zwei, im dritten eine Kur); die Erfolge waren gut, doch gelang es nur in einem Teil der Fälle, der Krankheit Herr zu werden. Jetzt wird fast durchweg die in Bonn zuerst eingeführte kombinierte Hg-Salvarsankur angewandt; sie ist weit wirksamer, indem ein oder zwei Kuren die Abortivheilung frischer Syphilis und 2—3 Kuren auch in den späteren Stadien Besseres leisten. Neben einer Schmierkur von 36—48 Einreibungen (3—5 g) wird jeden 5.—7. Tag eine Salvarsannatriuminjektion (0,3, 0,45, 0,6) verabfolgt, die erste nach der 3.—6. Einreibung. Im ganzen gehören zu einer Kur 6—10 intravenöse Einspritzungen. Neosalvarsan wirkt nach meinen

Eindrücken etwas schwächer, Altsalvarsan entschieden besser und dauerhafter, doch ist seine Anwendung unbequemer und etwas gefährlicher. Statt der Schmierkur, die im Verein mit Salvarsan sehr gut wirkt und am wenigsten angreift, kann auch Hg. salicyl. verwandt werden (16 Injektionen zu 0,8, wöchentlich zwei); bei frischer Lues empfiehlt es sich sogar sehr, der Schmierkur eine oder zwei solche Injektionen vorauszuschicken (erste zu 0,5, zweite zu 0,8—1,0), da dadurch infektiöse Erscheinungen schneller beeinflußt und die Reaktion auf die erste Salvarsaninjektion sehr gemildert oder verhütet wird. Hg. salicyl. kann auch alternierend mit Inunktionen (1 Injektion zu 1,0 und vom 4.—6. Wochentage 3 Einreibungen) angewandt werden, was schnelle und Dauerwirkung zugleich verbürgt. Auch graues Öl (wöchentl. 1 mal 7—10 Teilstr.) und 40proz. Kalomelan (2mal wöchentl. 5 Teilstr.) können an Stelle der Schmierkur treten, werden aber nicht immer so gut vertragen. Während so kräftiger kombinierter Kuren sind Allgemeinbefinden, Körpergewicht, Urin, Magen, Darm, Mund und Rachen besonders sorgsam zu überwachen.

Gang der Behandlung in den verschiedenen Stadien usw.

Bei **primärer Syphilis** ist die **Behandlung sofort zu beginnen,** doch erst dann, wenn die Diagnose einwandfrei (klinischer Befund, Sp. p., ev. WaR.) festgestellt ist. Je früher die Kur einsetzt, um so sicherer gelingt die Abortivheilung. Versäumnis der Frühdiagnose erschwert oder verhindert sie und begünstigt die weitere Ausbreitung der Syphilis, ist somit ein grober Fehler. Konsultation eines erfahrenen Sp. p.- und WaR.-Untersuchung beherrschenden Spezialisten ist gerade zu Beginn einer so wichtigen Krankheit dringend anzuraten, nicht erst dann, wenn örtliche oder allgemeine Behandlung das Bild verwischt hat und ein sicheres Urteil erschwert oder unmöglich macht.

Bei **Lues I seronegativa** sind 6—8 Salvarsannatrium- (4—6 Altsalvarsan-)Injektionen neben starker Hg-Kur (36—42 Inunktionen) in oben angegebener Dosierung ausreichend; bei **Lues I seropositiva** genügt ebenfalls eine solche evtl. noch etwas kräftigere Kur. Hält sich die WaR. länger positiv, bleiben Schanker und Drüsen auffallend lange induriert, so ist es sicherer, wie bei frischer Lues II nach 2 Monaten eine zweite Kur anzuschließen. Die Exzision des Primäraffekts ist ratsam, doch nicht notwendig; 20% Kalomelsalbe, Hg-Pflastermull sind aber zur völligen Rückbildung der Sklerose und Drüsen stets dringend anzuraten (anfangs bei offenem Schanker dafür Kalomelpuder).

Frische sekundäre Syphilis wird mit zwei durch 2—3-monatliche Pause getrennten starken kombinierten Kuren behandelt; hierzu sind je 8—10 Salvarsannatriuminjektionen und maximale Hg-Kur erforderlich (42 bis 48 Inunktionen bzw. 16 Hg. sal.- oder halbe Kalomel- oder 8—10 graue Ölspritzen).

Bei **älterer sekundärer Lues** wird nach 4—6 Monaten, besonders wenn während der zweiten Kur die WaR. noch zeitweise positiv war, eine dritte Kur angefügt. Für latente Lues II gelten dieselben Regeln. Die örtliche Behandlung geschieht bei genitalen und analen Papeln mit Sublimatbädern und Kalomelpuder (Calomel Talc. ven. aa) oder noch besser Kalomelsalzwasserbrei (das genannte Pulver wird mit physiol. NaCl-Lösung zu einem Brei angerührt), bei krustösen Exanthemen mit Ung. hydrarg. praec. alb., bei Schleimhauteffloreszenzen mit 1 proz. Sublimatlösung (1—2 mal täglich). Bei **visceraler** und **Nervenlues** im Frühstadium ist gleiche Behandlung, nur etwas vorsichtiger beginnend, neben Joddarreichung zu empfehlen; bei **syphilitischer Nephritis** (oft mehrere Prozent Eiweiß!) erst Salvarsan und Jod allein, bald auch Schmierkur mit halber Dosis (2—2,5 g) und allmählich stärkere kombinierte Kur, falls Eiweißgehalt zurückgeht. Auch bei **chronischer Nephritis** auf anderer Basis ist vorsichtigere Dosierung stets anzuraten.

Die **maligne Syphilis** (frische galoppierende Form) reagiert glänzend auf Salvarsan; gewöhnlich genügt eine starke kombinierte Kur; in schweren Fällen Kalomelinjektionen neben Salvarsan, doch ist meist Schmierkur oder Hg. salicyl. ausreichend; in hartnäckigen Fällen zweite Kur ratsam.

Tertiäre Syphilis der Haut oder inneren Organe wird mit Jodkali und sonst ebenso wie ältere sekundäre Lues behandelt; 2—3 kombinierte Kuren mit 3—6monatlichem Intervall sind anzuraten. Das Negativwerden der WaR. läßt sich nicht immer erzwingen. Dieser Umstand darf aber nicht Anlaß zu immer neuen Kuren geben; vielmehr wird man sich, wenn klinisch nachweisbare Veränderungen nichts anderes erfordern, mit 3—4 Kuren begnügen und später jährlich 1—2-mal 4—6 Wochen lang Jod geben, während man die Patienten klinisch überwacht. Solche spätlatente Syphilitiker soll man mit der positiven WaR. ja nicht ängstigen, sondern von vornherein darüber aufklären und beruhigen, da ja trotzdem ein ganz harmloser Verlauf der Syphilis über drei und mehr Jahrzehnte möglich ist. Je weiter die Infektion zurückliegt, um so weniger sind gewaltsame Kuren notwendig, und beim Fehlen aller klinischen Symptome (Nerven, innere Organe, Gefäße usw.) begnüge ich mich manchmal mit reiner Jodbehandlung (s. oben). Solchen Kranken die Wahrheit über den Ausfall der WaR. zu verschweigen, ist nicht unbedenklich, da sie solide leben und sich überwachen lassen müssen, und ihr Vertrauen verloren geht, wenn sie evtl. anderswo den positiven Befund doch erfahren. Örtlich werden bei geschlossenen Exanthemen weiße Präzipitatsalbe, Hg-Pflaster, bei ulzerösen essigsaure Tonerde- oder Sublimatumschläge, später Kalomel-, Pellidol- oder Arg.-Perusalbe angewandt.

Der Standpunkt mancher Ärzte, welche in jedem Falle von Syphilis 5—6 kombinierte, nur etwas schwächere Kuren empfehlen, kann nach diesen Ausführungen nicht gebilligt werden, da solcher Schematismus nicht mehr notwendig und nicht mehr gerechtfertigt erscheint.

Bei **Syphilis des Zentralnervensystems** (auch **Neurorezidiven**) werden Jod, Quecksilber und Salvarsan nebeneinander gegeben, letzteres in vorsichtig ansteigenden Dosen, zumal bei Opticuserkrankungen. Für Tabes gilt dasselbe, die Menge des Salvarsannatriums oder Neosalvarsans soll 0,3—0,45 gewöhnlich nicht übersteigen; auch eine Jodsalvarsankur ist anzuraten; letztere bevorzuge ich auch bei **Paralyse,** bei der ich von Hg oft keinen Vorteil gesehen habe. Die **Erfolge** bei Lues cerebrospinalis sind meist gut; bei Tabes kann eine gewisse Besserung oder Stillstand, bei Paralyse mitunter eine längere Remission erreicht werden. (Näheres über diese Leiden s. S. 98 und 250).

Über **endolumbale Neosalvarsanbehandlung** s. oben (S. 644).

Die **kongenitale Syphilis** kann durch rechtzeitige Hg-Salvarsanbehandlung während der Schwangerschaft verhütet und so fast regelmäßig die Geburt eines gesunden Kindes erzielt werden; auch dies ist ein großer, dem Salvarsan zu verdankender Fortschritt. Schwangere vertragen Salvarsannatrium und Neosalvarsan neben Schmierkur gewöhnlich gut, sind aber mitunter empfindlicher, daher wird man mit den Dosen langsam steigen (0,3, 0,45 evtl. auch 0,6). Eine starke oder zwei durch mehrwöchige Pause getrennte schwächere kombinierte Kuren sind zu empfehlen.

Die **angeborene Syphilis im Säuglingsalter** (Schwäche, Coryza, Exantheme, Drüsen-, Leber-, Milzschwellung) wird ebenfalls mit kombinierter Kur behandelt, am besten indem wöchentlich je eine Sublimat- und nach 3tägigem Intervall eine Neosalvarsaninjektion, erstere links, letztere rechts in die Nates gegeben wird (z. B. Mittwochs Hg, Samstags Neosalv.). Die erste Sublimatdose soll 1, die folgenden 2 mg betragen (s. oben); Neosalvarsan rechnet man 5—7,5 mg pro Kilo; die Dosis ist langsam zu erhöhen von $1^1/_2$ auf 3, 4,5—10 cg, bei älteren Säuglingen selbst 15 cg (0,15 g). Zweckmäßig löst man die kleinste käufliche Dosis, 0,045, in 1 ccm sterilem destilliertem Wasser und gibt davon je nach Gewicht und Kräftezustand zunächst $^1/_3$, dann behutsam steigend $^2/_3$ und 1 ccm; später löst man die nächst größere käufliche Dosis (0,15 g) in 1 ccm und gibt davon $^1/_2$, $^2/_3$ und evtl. mehr bis 1 ccm. Vorsichtige Anwendung ist besonders zu Beginn geboten und manchmal wird man besser zwei Sublimatinjektionen dem Neosalvarsan vorausschicken, um Schädigung durch zu starken Spirochätenzerfall zu vermeiden. Auch hier wird man im ganzen 6—8 Wochen wenigstens behandeln und nach einigen (3—5) Monaten eine zweite und dritte Kur anschließen. Statt des Sublimats kann man auch eine Einreibungskur anwenden, wobei je nach Alter und Gewicht $^1/_2$, $^3/_4$ und später 1 g Ung. ciner. c. Resorbin. (oder Mitin.) par. täglich eingerieben werden; daneben gut pudern. Diese Therapie ist noch milder, sehr wirksam und wird auch meist gut vertragen. Ob die innere Darreichung von Kalomel oder Protojoduret. hydrarg. (s. oben) ebenso nachhaltig wirkt, ist zweifelhaft. Von größter Bedeutung ist zweckmäßige Ernährung der oft schwächlichen Säuglinge; in jedem Falle ist die Mutterbrust in erster Linie zu empfehlen, dagegen darf eine Amme — es sei denn eine selbst an noch infektiöser Syphilis leidende, in Behandlung befindliche — nicht genommen werden. Auch anscheinend gesunde Kinder syphilitischer Mütter dürfen die Mutterbrust erhalten, zumal, wenn die Mutter eine Hg-Salvarsankur macht und die Mamilla mit 10proz. Kalomelsalbe einreibt.

Bei **älteren Kindern** wird man die kombinierte Therapie mit etwas größeren Dosen (1—1 1/2—2 g Ung. ciner.) und Neosalvarsan (0,1, 0,15, 0,2, 0,3) je nach Alter und Gewicht durchführen. Im Alter von 10—14 Jahren werden auch 3 g Ung. ciner. und 0,3—0,45 Neosalvarsan (intravenös) gut vertragen. Die Erscheinungen der **Syphilis congen. tarda** (Keratitis, Knochen-, Gelenkaffektionen, Drüsen, Hauterkrankungen usw.) werden mit intensiven kombinierten Kuren ebenso behandelt; und die so hartnäckige Keratitis kommt bei genügender Stärke der Kur und evtl. Wiederholung gut, wenn auch langsam zum Rückgang. Die Umwandlung der pos. WaR. gelingt bei frischer kongenitaler Lues besser als bei älterer, bei der sie oft schwer oder nicht zu erreichen ist.

Heilung der Syphilis und Heiratserlaubnis. Ganz sichere Kriterien für die Heilung der zu so langer Latenz neigenden Syphilis besitzen wir leider nicht; sehr wertvolle Zeichen sind Fehlen aller klinischen Symptome 1—1 1/2 Jahre nach Kurschluß, Rückgang der Drüsenschwellung, häufiger negativer Ausfall der WaR. im Serum und normaler Befund im Liquor cerebrospinalis (Zellzahl, Eiweißreaktion, WaR. bis 1 ccm). Dennoch dürfen wir abortiv behandelte Kranke mit frischer Syphilis meiner vielfachen Erfahrung nach als geheilt ansehen, wenn 1 1/2 Jahre nach Abschluß der Kur klinisch und serologisch nichts Krankhaftes mehr nachgewiesen werden konnte, zumal wenn die leider oft nicht mögliche Lumbalpunktion ebenfalls einen normalen Befund ergibt. Solche Patienten dürfen 1 1/2—2 Jahre nach Kurschluß auch heiraten. Diese Regel darf schon jetzt wohl als genügend gesichert angesehen werden. Je älter die Syphilis in Behandlung kommt, je zäher die WaR. sich verhält, um so ungewisser wird unser Urteil über die Heilbarkeit bleiben. Durch drei starke kombinierte Kuren kann auch hier die Infektiosität meist so weit herabgesetzt werden, daß auch in der Ehe eine Übertragung ausbleibt, zumal, wenn erst 3—4 Jahre nach der Infektion die Heirat erfolgt; allerdings ist in Fällen, in denen die WaR. auch nach einer dritten Kur noch positiv bleibt, besondere Vorsicht geboten und besser noch eine Kur zu machen. Auch soll die Ehefrau klinisch und serologisch überwacht werden (im Falle der Schwangerschaft im 3. und 6. Monat WaR.). Die schon für die chronisch intermittierende Hg-Behandlung aufgestellte praktisch — bis auf seltene Ausnahmen — bewährte Regel, daß Männer 3—5 Jahre nach der Infektion ungestraft heiraten dürfen, gilt noch viel sicherer für die kombinierte Behandlung, und zwar leisten 3—4 Hg-Salvarsankuren mindestens so viel als 6 Hg-Kuren. Bei Frauen muß die Eheerlaubnis mit ganz besonderer Vorsicht erteilt und während der ersten Gravidität am besten eine Sicherheitskur durchgeführt werden; alsdann ist ein gesundes Kind zu erwarten.

Abgesehen von der Möglichkeit der Infektion ist natürlich die Frage frühzeitiger Invalidität (viszerale, Gefäß-, Nervensyphilis) von großer Wichtigkeit. In dieser Hinsicht kommt der positiven WaR. im Verein mit klinischen Zeichen sowie dem Ergebnis der Liquoruntersuchung größte Bedeutung zu. Wenn 3—5 Jahre seit der Infektion verflossen sind, kann beim Fehlen sonstiger Symptome trotz positiver Seroreaktion die Heirat erlaubt werden, da solche Kranke nach dem oben genannten Behandlungsmaß nicht mehr infektiös sind und jahrzehntelang frei von Krankheitserscheinungen bleiben können.

Für die wirksame Bekämpfung und Eindämmung der Syphilis ist es von größter Wichtigkeit, daß jeder Arzt dazu beiträgt, die Früherkennung und Frühheilung der frischen Infektionen zu fördern. Die neuerdings eingerichteten Beratungsstellen der Landesversicherungsanstalten, die im Bedarfsfalle selbst freie Behandlung gewähren, sollen in gemeinsamer Arbeit mit der Ärzteschaft zur Erreichung dieses Zieles dienen.

Ulcus chronicum vulvae, chronisches Schamgeschwür. Torpide Geschwürsbildung an der hinteren Kommissur und dem Introitus (meist eins, manchmal mehrere) mit geringer Heilungstendenz und elefantiastisch gewucherten Rändern, gewöhnlich bei Prostituierten; auf gleichzeitige Rektalulzera achten, auf Tuberkulose und Lues untersuchen.

Behandlung wie bei hartnäckigen Ulcera mollia. Probeweise antisyphilitische Therapie (Jod und Salvarsan); auch Röntgenbestrahlung (10—20 x, 4 mm Alum.-Filter).

Ulcus molle (venereum), weicher Schanker. Meist in der Mehrzahl, selten einzeln auftretende runde, ovale oder längliche Geschwüre mit steilem Rand (wie mit dem Locheisen herausgeschlagen) und wie zernagtem graugelblich belegten, Eiter absondernden Grund; Umgebung entzündlich gerötet und schmerzhaft: Basis meist weich, doch an gewissen Stellen (Sulcus) nicht selten auch derber. Sitz mit Vorliebe Eichel, Bändchen, Präputium, Sulcus coronarius, Penishaut, kleine und große Labien, Scheideneingang, hintere Kommissur und After, seltener peri- und extragenital. Durch Wucherung und Erhebung des Geschwürsgrundes werden sie breiten Kondylomen (Ulc. mollia elevata), durch trichterförmige Ausdehnung in die Tiefe Folliculitiden (Ulc. mollia follicularia) ähnlich. Inkubation 2—3 Tage, Verbreitung durch Autoinokulation. Der Erreger, Streptobacillus ulceris mollis, Schankerstäbchen, ist ein kleines in Fischzugform oder intrazellulär gelegenes Stäbchen; Färbung mit Löfflerschem Methylenblau (leicht erwärmen) oder Pyroninmethylgrün (hierbei rot).

Als Komplikationen kommen vor Lymphangitis mit Neigung zu Knotenbildung (Bubonulus), Erweichung und Durchbruch (Niesbethscher Schanker) und Leistendrüsenentzündung, Bubo inguinalis. Die Drüsenschwellung wird durch körperliche Anstrengung begünstigt, ist meist einseitig, schmerzhaft, zu Erweichung, Eiterung und Durchbruch neigend; im letzteren Fall kann die Öffnung, falls noch virulente Streptobazillen vorhanden sind, infiziert werden und sich in ein mehr oder weniger großes fressendes Geschwür verwandeln (schankröser Bubo).

Besondere Geschwürsformen sind a) das Ulcus gangraenosum, wobei entweder durch Druck und Spannung Gangrän, z. B. der stark geschwollenen phimotischen Vorhaut, entsteht, oder durch Komplikation mit Hospitalbrand (s. auch Balanitis ulcerosa) infolge Infektion mit groben Spirochäten und fusiformen Bazillen brandiger Zerfall eintritt (phagedänischer Schanker); schwere Zerstörungen und gefährliche Blutungen aus den Schwellkörpern können die Folge sein; b) das Ulcus molle serpiginosum, welches langsam fortkriechend Penis- und Hoden-, ja selbst Leisten- und Bauchhaut, Vaginal- und Mastdarmschleimhaut weitgehend zerstören kann (Differentialdiagnose gegen tertiäre Lues!); hierbei sind virulente Streptobazillen nachzuweisen.

Sehr wichtig ist ferner die Komplikation des weichen Schankers mit Syphilis, wobei nach 2—3 Wochen eine Verhärtung des Grundes und indolente Drüsenschwellung entsteht (Ulcus mixtum); Nachweis der Sp. p. im Sekret oft schwer, besser im abgekratzten Randgewebe oder Drüsenpunktat möglich, geringe Hemmung der Hämolyse nicht beweisend, wohl aber stark positive Wa R. (am besten 2 mal angestellt!).

Zur Behandlung der Ulcera mollia dienen örtliche Bäder mit recht warmer weinroter Lösung von Kal. permang. oder 1‰ Sublimat 2—3 mal täglich, ferner Ätzung des Grundes mit Acid. carbol. liquef. (Wattestäbchen, Ränder gut treffen, Umgebung schonen!) und Jodoform (Jodoform. desoderat. subtiliss. pulv.). Die Ätzung wird alle 1—2 Tage wiederholt, bis die Geschwüre gereinigt sind. Zur Verhütung des zu starken Jodoformgeruchs soll sich der Kranke nackt verbinden, um nichts auf Wäsche und Kleider zu verstreuen; auch Überdecken des Pulvers mit in Kampferwein getauchtem Mull empfiehlt sich. Alle Ersatzmittel des Jodoforms sind weniger wirksam, am besten eignen sich Europhen (mit Acid. boric. aa), Airol, Vioform, Isoform. An Stelle des Acid. carbol. liquef. kann später Tct. jodi. benutzt werden. Hat ein Geschwür das Frenulum durchlocht, so wird die stehengebliebene Brücke mit kurzem Scherenschlag durchtrennt (nahe der Eichel). Bei Ulcus molle intraurethrale sind 10proz. Jodoformstäbchen (Butyr. Cacao) neben Ätzung anzuwenden. Besteht Phimose, so sind warme (45°) Spülungen des Vorhautsacks (Gummi- oder stumpfes Glasrohr) mit Kal. permang. oft und lange ($^1/_4$—$^1/_2$ Stunde) zu machen und 10proz. Jodoformglyzerin einzuspritzen; falls Besserung ausbleibt, ist Dorsalinzision notwendig (Naht wegen Autoinokulation untunlich). Bei Ulcera mollia follicularia Ätzung mit dünnem Wattestäbchen (Acid. carbol.); danach 10proz. Jodoformäther (Jodof. 3,0, Äther sulf. Alkohol aa ad 30,0), der auch sonst bei zerklüfteten tiefen Ulcera besser in alle Nischen dringt. In hartnäckigen Fällen wirkt frisches Chlorwasser (Aqu. chlori rec. par.) vortrefflich, wenn damit getränkte kleine Wattebäusche auf den Geschwürsgrund gelegt und alle 10—15′ gewechselt werden. Noch energischer ätzt Chlorzinkbrei (Zinc. chlorat. mit etwas Wasser zu einem Brei frisch angerührt), der nur einmal für 3—5 Minuten auf dem Geschwürsgrund belassen wird. Chlorwasser und Chlorzinkbrei bringen auch die hartnäckigen rhagadiformen Geschwüre am Vorhautrand oder After neben Jodoform und heißen Bädern oder Irrigationen am besten zur Heilung; bei den letzteren sind die flügelförmigen unterminierten Ränder vor der Ätzung abzutragen (Scherenschlag).

Auch bei **gangränösen** bzw. **phagedänischen** und **serpiginösen** Ulcera sind Chlorzinkbrei, Jodoform und Kampferwein neben langdauernden Bädern und Spülungen die besten Mittel, auch Chlorwasser ist nützlich. Mitunter müssen die Geschwürsränder exzidiert und mit dem Pacquélin verschorft werden, um das Fortschreiten zu verhindern. Beim serpiginösen Schanker sollte selbst bei negativer WaR. Jodkali und evtl. Salvarsan zur Verhütung der Verkennung eines syphilitischen Geschwürs versucht werden. Besonders bei tieferem Zerfall strenge Bettruhe wegen der Gefahr starker Blutung aus den Corpora cavernosa.

Weiche Schanker dürfen nicht mit Höllenstein geätzt werden (häufiger Fehler der praktischen Ärzte!), weil dadurch Bubo entstehen und die Differentialdiagnose gegen Lues sehr erschwert werden kann.

Zur Verhütung des Bubo ist körperliche Ruhe zu empfehlen. Beginnende Drüsenentzündung können Dunstverbände mit Spiritus und essigsaurer Tonerde und heiße Kataplasmen (s. S. 537) manchmal zum Rückgang bringen. Ist Vereiterung eingetreten und ein fluktuierender Abszeß entstanden, so wird auf seiner Höhe ein ½—1 cm langer Einstich (Rücken des Skalpells gegen die Haut halten, um beim Zucken Verletzung zu vermeiden) gemacht, der Eiter vorsichtig entleert (mit Bierschem Sauger) und nun 10 proz. Jodoformglyzerinmischung oder gewärmte Jodoformvaseline eingespritzt, die weniger schmerzt und besser wirkt als die ursprünglich von Lang empfohlene 1 proz. Arg. nitric.-Lösung. Darüber kommt wieder ein feuchter oder trockner Verband; einer Reizung der Haut wird durch 3 proz. Borzinkpaste vorgebeugt. Die Einspritzung wird täglich wiederholt, bis die Eiterung versiegt und die kleine Wunde sich schließt. Auf diese Weise gelingt die Heilung des Bubo ohne größeren Eingriff mit Erhaltung der dem Körper so nützlichen Drüsen, mitunter selbst ohne Berufsstörung. Nur wenn die Eiterung nicht aufhört, ist breite Inzision und Jodoformgazetamponade erforderlich, evtl. mit Ausräumung einzelner nekrotischer Drüsen. Schankröse Bubonen und Bubonuli (Niesbethsche Schanker) werden wie tieffressende Ulcera mollia mit Chlorzinkbrei, Jodoform und Kampferweintamponade behandelt und evtl. pacquélinisiert. Bei langwieriger strumöser Drüsenschwellung ist Röntgenbestrahlung (20 x bei 4 mm Al.-Filter) anzuraten.

Anhangsweise seien hier die differentialdiagnostisch in Betracht kommenden sonstigen Bubonen erwähnt. Es sind dies zunächst die strumösen oft doppelseitigen gonorrhoischen Drüsenschwellungen, die durch Staphylo- und Streptokokken hervorgerufenen schmerzhaften Entzündungen, die indolenten, selten durch Sekundärinfektion zur Erweichung kommenden syphilitischen Bubonen, die gummösen Erkrankungen der Spätperiode, die torpiden tuberkulösen Drüsenpakete, die meist auch auf die Beckenschaufel reichen, endlich die leukämischen, pseudoleukämischen und karzinomatösen Drüsenschwellungen.

Urethrorrhoea (e libidine), **Erregungsausfluß.** Geringe schleimige Absonderung nach Erregung und Erektion; mikroskopisch nur Schleim und spärliche Epithelien. Ängstliche Patienten, die sie fälschlich als krankhaft ansehen, sind zu beruhigen.

Urethritis non gonorrhoica, Harnröhrenkatarrh. Entsteht 1. durch chemische, seltener mechanische Reizung, z. B. Schutztropfen (Argentum nitric. usw.) oder irritierende Injektion; 2. durch gewisse Bakterien wie Pseudodiphtherie-, Koli-, Influenzabazillen, Staphylo-, Strepto-, Pneumokokken, sog. Einschlußprotozoen (?). Manche dieser Katarrhe sind wohl übertragbar, Inkubation 8—10 Tage, langsamer Beginn und Neigung zu hartnäckigem Verlauf; selten auch Übergang auf Blasenhals und andere Komplikationen, selbst metastatische. Bei sog. aseptischer (bakterienfreier) Urethritis an Tuberkulose denken (nach TB. suchen!); auch auf Herpes urethralis, Ulc. molle und Primäraffekt der Urethra (Streptobazillen-, Spirochätennachweis!) und Phosphaturie fahnden!

Behandlung ähnlich wie bei Gonorrhoe, nur milder. Manchmal Diät und innere Mittel (Santyl, Hexal usw.) ausreichend. Injektionen mit Zinc.-Resorzinlösung (Zinc. sulf. 0,5, Resorc. alb. 1,0, Aqu. ad 200,0), schwacher Albargin- (0,1/300) oder Cholevallösung ($^1/_4$%) u. dgl. Besser wirken nach meiner Erfahrung vorsichtige warme Spülungen der Urethra mit Nélatonkatheter (rückläufig) mit Albargin ($^1/_{5000}$—$^1/_{2000}$) oder Arg. nitric. ($^1/_{10000}$—$^1/_{5000}$), langsam in der Stärke steigend; auch Hydrarg. oxycyan. und Kal. permang. ($^1/_{5000}$) werden benutzt. Evtl. Autovakzine. Im übrigen ist die Behandlung wie bei Urethritis chronica (s. S. 623) durchzuführen. — Bei Ulc. molle und Primäraffekt Bac. urethrales mit 10% Jodoform bzw. Kalomel.

Nachtrag zu Seite 642.

Noch einfacher gestaltet sich die Zubereitung der Salvarsannatrium- oder Neosalvarsanlösung, wenn statt der zwei Doppelschalen und des Meßzylinders nur eine Doppelschale und ein graduiertes Einnehmeglas mit Glasdeckel in destilliertem Wasser 10′ ausgekocht werden. Letzteres wird dann bis zur Marke 10 ccm mit sterilem frisch destilliertem Wasser gefüllt und das Präparat darin aufgelöst und sonst ganz nach den Seite 642 gegebenen Vorschriften verfahren. Durch Vermeidung des Umfüllens beim Abmessen der Flüssigkeitsmenge wird völlig steriles Arbeiten noch besser gesichert; die Auflösung des Pulvers direkt in der Spritze oder der Ampulle erscheint demgegenüber weniger empfehlenswert, außer wenn es sich um kleine Mengen (0,15) handelt.

Anzeigen des Verlages

FSC
www.fsc.org
MIX
Papier | Fördert gute Waldnutzung
FSC® C083411

Kolibri 360 GmbH
Ferdinand-Jühlke-Straße 7
99095 Erfurt, Deutschland
produktsicherheit@kolibri360.de